Los 15 secretos para rejuvenecer

GABY VARGAS

Los
15
secretos
para
rejuvenecer

La verdadera antiedad está en tus células

AGUILAR

Los 15 secretos para rejuvenecer

Primera edición: abril de 2016
Primera reimpresión: julio de 2016
Segunda reimpresión: julio de 2016
Tercera reimpresión: septiembre de 2016

D. R. © 2015, Gaby Vargas

D. R. © 2016, derechos de edición mundiales en lengua castellana:
Penguin Random House Grupo Editorial, S. A. de C. V.
Blvd. Miguel de Cervantes Saavedra núm. 301, 1er piso,
colonia Granada, delegación Miguel Hidalgo, C. P. 11520,
Ciudad de México

www.megustaleer.com.mx

D. R. © 2016, Mariana Alfaro, por el diseño de cubierta e interiores
D .R. © Gráfica de ritmos cardiacos, cortesía del Instituto HeartMath/www.heartmath.org
D. R. © Leonardo Pérez Manzo, por la fotografía de la autora

ISBN: 978-607-314-110-9

Impreso en México – *Printed in Mexico*

El papel utilizado para la impresión de este libro ha sido fabricado a partir de madera procedente
de bosques y plantaciones gestionadas con los más altos estándares ambientales, garantizando
una explotación de los recursos sostenible con el medio ambiente y beneficiosa para las personas.

Penguin
Random House
Grupo Editorial

A Pablo.

ÍNDICE

AGRADECIMIENTOS

Me siento muy afortunada por dedicarme a lo que más me gusta hacer: leer, aprender, investigar y compartir. Sí, compartir contigo, querido lector, lectora, todo aquello que a mi parecer pueda mejorar de alguna forma nuestras vidas.

Por lo anterior, agradezco antes que nada a la vida por darme ese privilegio. Agradezco como siempre a Pablo, mi compañero de vida, pues no sólo me ha apoyado siempre, también me ha impulsado a lograr mis metas.

Agradezco enormemente a todos los maestros que me han contagiado y enseñado su pasión a través de sus clases, de sus libros y de su ejemplo.

Gracias también por la oportunidad que Penguin Random House me da para compartir este libro contigo. Por supuesto, agradezco también a mis editores: Paty Mazón y César Ramos, de quienes confirmo una vez más su entrega y talento, a ellos y a todo el equipo formado por David García Escamilla y Andrea Salcedo, a quienes después de trabajar conmigo varios libros, ya los siento como familia.

A Sara Schultz, quien siempre tiene la magia de hacer más fluidos los textos. A Benicia Anaya, mi asistente, por ayudarme a organizar mi trabajo. Y a José Luis Caballero, quien siempre ha protegido los derechos de autoría.

Finalmente, gracias a ti por confiar en mí, por seguir lo que he escrito a lo largo de muchos años y por tener este libro en tus manos. Saberlo me compromete, me motiva y le da sentido a mi trabajo.

PREFACIO

Bienvenido, querido lector, querida lectora, a éste, el quinceavo libro que escribo gracias a tu apoyo. En esta ocasión, el tema que comparto contigo en estas páginas es uno que desde hace años me apasiona, me entusiasma y me da vida: el tema de la relación que hay entre el cuerpo y la mente; entre nuestros pensamientos, emociones y nuestra realidad, y todo lo que esto tiene que ver con el prodigioso micromundo de las células. Y saber cómo todo esto impacta en nuestra salud, nuestro estado de ánimo, nuestro estado físico, nuestra longevidad, nuestras relaciones y, finalmente, en el tipo de vida que llevamos y en nuestro futuro. ¡Verás que es fascinante!

Me parece profundamente revelador darnos cuenta de que cuando piensas o sientes, construyes un pensamiento o una emoción, y esto se convierte en sustancias bioquímicas que transitan por todo nuestro cuerpo. Y que algo tan aparentemente intangible como lo es un pensamiento o una emoción, pueda tomar un aspecto físico como una reacción positiva o negativa en tus células —que son el origen y la base de todo lo que se expresa en el cuerpo. Y lo maravilloso es que tú y yo somos quienes tenemos el control.

Además, por medio de tus decisiones, la mente y el cuerpo tienen la capacidad de conseguir y mantener los niveles óptimos de salud, de paz mental, de felicidad y de armonía, lo que afecta también tu semblante, tu bienestar, el qué tan rápido o lento mostrarás las señales del envejecimiento en el cuerpo, en el alma y en la mente.

Bueno, pues de esto se trata el libro que tienes en tus manos, de hacernos conscientes de la maravillosa oportunidad que la vida nos da de renacer cada día, de crear lo que deseamos o de cambiar de dirección en caso de ser necesario.

Espero lo disfrutes tanto como yo al escribirlo, y nada le daría más sentido a este trabajo que haber provocado un cambio en tu vida, para bien.

Gaby Vargas

EL GRAN DESCUBRIMIENTO

Si no tuvieras un espejo en el cual te reflejaras todos los días por las mañanas, te seguirías sintiendo la misma persona de siempre, como si los años no pasaran, ¿cierto? Es posible que te sientas de 20, de 30 o de 40 años de edad, debido a tu percepción interior; sin embargo, también sabes que por fuera –y más si ya pasas de los 40 años– la gente empieza a verte diferente, en especial los niños o los jóvenes que te hablan de "usted".

"¿A qué edad eres viejo?", le preguntaron a varios niños en un documental sobre la edad realizado por la BBC de Londres. La respuesta espontánea de todos es muy graciosa: "A los 20, 27, 30 años", contestan con las cejas levantadas como si se refirieran a una persona de más de 100 años. Lo curioso es que después vemos a cuadro a una viejita de 95 años de edad que responde estoicamente la misma pregunta: "Yo no me considero vieja..." Y nos deja pensando —al mismo tiempo que comprobamos— que la edad siempre es y será subjetiva.

Es un hecho que ahora vivimos más años que las generaciones anteriores. En los últimos 150 años, el promedio de vida se ha incrementado considerablemente; si antes se vivía hasta los 45 años de edad, ahora la media se aproxima a los 80. Claro que todos queremos vivir más, siempre y cuando tengamos vitalidad y calidad de vida.

De la misma manera sabemos que alguien puede verse 10 años más joven o más grande de su edad biológica. Asimismo, hemos aprendido qué no siempre tendremos los síntomas del envejecimiento que se presentan con el paso del tiempo, pues en la actualidad es posible extender al máximo los beneficios de una vida sana y aplicar todo lo que la ciencia de nuestros días ha descubierto para vivir mejor.

¿Cómo se logra y de qué depende?

Imagina, querido lector, que en las paredes de tu casa aparecieran unas grietas. De inmediato buscarías la causa, ¿cierto? Lo que no harías sería parcharlas y pintar por encimita para que no se vieran. Pues con tu cuerpo es igual, sin importar si aún eres muy joven o ya no tan joven, si quieres vivir muchos años lleno de energía y de vitalidad, y tener una buena calidad de vida, en lugar de remediar cualquier pequeño o gran desperfecto de manera superficial, hay que ir al fondo, es decir, al nivel celular, para prevenir, fortalecer o, en su caso, remediar el daño o los daños que pueda haber.

Y lo apasionante es que la ciencia comprueba que crear el futuro que deseas está en tus manos y a tu alcance, en especial por medio de los estudios sobre epigenética —disciplina que estudia lo que influye en tu salud y bienestar más allá de los genes, como el estilo de vida— y los estudios sobre neuropsicoinmunología, que investiga la relación mente-cuerpo y el impacto que tiene en tu felicidad y calidad de vida. Para que conozcas un poco más sobre ellos, te comparto lo que se considera el descubrimiento médico más importante de los últimos tiempos:

Los telómeros y la telomerasa

Existen notables científicos como Elizabeth H. Blackburn, Carol W. Greider y Jack W. Szostak, biólogos de la Universidad de San Francisco, California, y ganadores del Premio Nobel en 2009. Ellos hicieron el gran descubrimiento médico de los últimos tiempos: la descripción molecular de los telómeros y la telomerasa, y la relación que tienen con nuestra vida, salud, edad y bienestar.

Gracias a los nuevos descubrimientos en genética, publicados en *The American Journal of Clinical Nutrition*, sabemos que hubo un cambio de paradigma: tenemos un enorme control sobre la manera en que transitamos por la vida, en el estado de nuestra salud, así como en el tiempo y la forma en la que envejeceremos, información que hasta fechas recientes desconocíamos.

Pero...

¿Qué son los telómeros?

Dentro de cada una de tus células hay un núcleo. Ese núcleo contiene cromosomas. En los cromosomas están los genes, tu ADN, es decir, lo que te hace ser alto, bajo, moreno o rubio. ¿Hasta aquí todo claro?

Bien, sigue conmigo.

Imagina tus cromosomas como si fueran unas agujetas. Así como las puntas tienen un recubrimiento de plástico que facilita su uso, al final de cada hebra de ADN hay una estructura arquitectónica celular maravillosa, compuesta por telómeros que funcionan como capas protectoras.

Lo increíble de los telómeros (del griego *telos*, "final", y *meros*, "parte") es que contienen información vital. Su longitud es un bioindicador muy efectivo de los años que tenemos y de los que nos quedan por vivir. Es como un reloj biológico interno en el que, en cada tictac, va contando el tiempo que nos queda en este planeta.

Además, estas capas protectoras son muy, muy importantes porque cada vez que una célula se divide en dos hijas para continuar viva, esas dos hijas se quedan con los telómeros un poco más cortos, pues en ese proceso estabilizan los cromosomas de la célula. Como si sacaras varias copias de un original, la tinta se diluye y la imagen cada vez se ve menos y menos clara: con cada recorte y réplica de la célula, viene un grado más de envejecimiento, lo cual, por un lado, es natural. Lo que no es natural es acelerar dicho proceso por medio del estilo de vida que decidamos llevar, tanto mental como emocional o físico.

Con el tiempo, los telómeros se vuelven demasiado cortos para proteger a los cromosomas y las células comienzan a perder su capacidad de dividirse; a ese proceso se le conoce como "el límite de Hayflick", nombre que no tienes que recordar, pero que, en términos sencillos, es igual a tres palabras: *enfermedad, envejecimiento* o *muerte*. De hecho, todas las enfermedades de las que has escuchado tienen que ver con un acortamiento de los telómeros, al igual que todas las señales de envejecimiento que nadie desea y que aquí sobra mencionar.

La buena noticia

Investigaciones recientes muestran que los telómeros son la única parte del ADN que es flexible, y que hay algo que repara sus puntas y puede extender los telómeros ligeramente: la enzima telomerasa. Lo que esto promete es que tenemos el poder de revertir y alargar los telómeros.

Ahí radica, querido lector, toda la diferencia y mi motivación para compartir contigo a lo largo del libro este tema que me apasiona, que he estudiado y que deseo que conozcas por igual. Estoy convencida de que, finalmente, es la información la que nos mueve a hacer cualquier cambio en nuestra vida.

El origen

Primero habría que considerar que a todo efecto visible le corresponde una causa invisible; por ejemplo, para crear una escultura, escribir un libro, componer una sinfonía, o bien, organizar una revolución, antes se requiere de una idea, de un ideal con suficiente peso que sirva para mover al espíritu, a las masas o la conciencia. Esa idea o causa siempre es inmaterial y tiene una consecuencia en el mundo real o físico, ¿cierto? Pues lo mismo sucede en nuestro organismo.

Tus pensamientos y emociones son el indicador más importante de tu estado de salud. Descubrir que a partir de una causa —llámalo creencia, estilo de vida, decisión, armonía, emoción o pensamiento— podemos acelerar, impedir, retardar e incluso reponer el deterioro de los telómeros, por lo que no sólo lo físico y tangible cuenta, sino también lo impalpable. Tus creencias y pensamientos están conectados directamente con tu biología.

Científicos de la Universidad de California afirman que los telómeros más largos se asocian con menos enfermedades y una vida más larga. Además, los telómeros se pueden alargar o acortar durante lapsos mensuales, al aumentar o disminuir los niveles de telomerasa. ¿No es maravilloso?

Esto es una gran noticia porque significa que puedes hacer de manera consciente cambios en tu estilo de vida para ser, sentirte y vivir mejor. Y no exagero al decir que tú y yo podemos intervenir para crear el futuro que deseamos, al "encender" los genes que prolongan la edad -como si se tratara de una máquina expendedora, la cual sólo te surte el café si le insertas una moneda- y "apagar" aquellos que nos envejecen tanto mental como físicamente, al reducir la velocidad de la pérdida de los telómeros.

Por eso me complace compartirte, querido lector, algunos datos que te sorprenderán tanto como a mí. Todo lo que encontrarás en estas páginas es el resultado de mucho tiempo de investigación realizada por grandes especialistas, médicos y científicos, trabajos, opiniones y análisis que he estudiado durante los últimos tres años.

En esencia, después de todo lo que he aprendido, podría resumir que hay 15 maneras que contribuyen a que los telómeros estén sanos y fuertes; que ayudan a tener mayor energía, a verte más joven pero, sobre todo y lo más importante, son 15 maneras en que te vas a sentir mejor que nunca, tanto por dentro como por fuera. Y todos buscamos eso. Pero primero veamos...

¿Qué acorta el tamaño de los telómeros?

Estudios realizados a grupos de gemelos concluyeron que hay dos razones por las que los telómeros se acortan y dejan de funcionar:

1) En un 25 por ciento, el proceso natural de envejecimiento o herencia genética.

2) El 75 por ciento restante depende de algún factor externo que interrumpe su función natural, o sea, nuestro estilo de vida.

Entre los factores externos que provocan la disminución de la longitud de los telómeros están: el estrés, la ansiedad, las emociones negativas –ira, pesimismo, envidia, miedo y demás–, la falta de sueño, la obesidad, el cigarro, el alcohol en exceso, una mala nutrición, mala calidad en las relaciones y el sedentarismo.

El deterioro a nivel celular produce efectos físicos asociados con la edad, que todos conocemos.

Lo que te digo es tan sencillo como lo siguiente: imagina que cada vez que te estresas o tienes una emoción negativa sostenida, unas tijeras cósmicas dan un tijeretazo a cada uno de los microscópicos telómeros. Cada vez que fumas, viene otro tijeretazo; cada vez que tomas alcohol en exceso, llega otro recorte, y así nos vamos...

Con todo lo anterior, varios aspectos del envejecimiento se suman, como: la disminución de la masa muscular, las manchas y arrugas en la piel, una menor capacidad cognitiva, menor capacidad energética e inmunológica, entre otros síntomas nada agradables.

Pero no todo es malo pues, como ya mencioné, se pueden regenerar. Aunque, ojo, en ese recorte cósmico siempre corremos el riesgo de que por debilidad los telómeros muten y se vuelvan células cancerígenas. De ahí la importancia de las decisiones en nuestro estilo de vida y de estar conscientes todo el tiempo de nuestros pensamientos y emociones. Aun para la naturaleza -a quien no podemos engañar-, todo tiene un límite. Así que ahora veamos.

¿Qué contribuye a alargarlos?

Si quieres células llenas de vitalidad, nútrelas y aliméntalas de decisiones positivas, de una actitud firme hacia ti mismo y hacia tu bienestar.

Existe un interesante experimento realizado por el doctor Ronald A. DePinho, investigador y profesor en genética de la Harvard Medical School, y su equipo, publicado por *Nature* y *Harvard Gazette*. Los resultados bien podrían equipararse al hallazgo de la ancestralmente buscada fuente de la eterna juventud.

En dicho experimento, había un ratón de edad avanzada, cuyas condiciones equivalían a las de una persona vieja, con todas las señales clásicas: su cerebro era más pequeño, ya casi no veía, dejó de tener actividad sexual, no recordaba dónde estaba su comida ni podía encontrar su camino dentro del laberinto. Cuando DePinho provocó que los telómeros en sus células se alteraran, en un mes el ratón rejuveneció por completo: su piel, tejidos y órganos comenzaron a regenerarse como los de un joven. "Esto puede abrir nuevas avenidas hacia la medicina regenerativa", comentó el investigador.

Ahora, veamos un brevísimo avance de lo que constituyen los 15 secretos que fortalecen a esas microscópicas moléculas protectoras de las puntas de nuestros cromosomas. Hablaré de ellas a fondo en cada apartado.

Los 15 secretos

I. Crea una coherencia interna

   ¿Qué significa esto y cómo se logra? Veremos la importancia de mantener una armonía entre tus sentimientos, tu mente y tu cuerpo, para darle el mejor alimento cuántico a tus células y cómo lograrlo. Asimismo, sabrás que al ponerlo en práctica, tu vida se puede transformar materialmente.

2. Vigila tus creencias

Si bien la herencia genética es un factor importante en nuestra salud, se ha descubierto que no incide tanto en ella como se creía. En este capítulo veremos que hay causas que impactan más la expresión de los genes como lo que desarrollaré a lo largo del libro. Me parece increíble que no sean los genes sino las creencias heredadas y estresantes las que enferman a las personas, es decir, si lo crees, lo creas; o bien, la enfermedad sobreviene cuando la creencia se vuelve biología.

3. Busca el placer

El placer es una medicina poderosa. Si bien lo sospechábamos por naturaleza, los expertos en neuropsicoinmunología lo confirman hoy. Cada vez que experimentas placer por medio de los sentidos, estimulas la síntesis de una molécula, de la cual hablaremos y que es muy importante porque desencadena una reacción de químicos en tu cuerpo que te hace sentir pleno y lleno de bienestar.

4. Superaliméntate

¿Cuáles son los mejores superalimentos para fortalecer el cuerpo y la mente? ¿Para qué sirven? ¿Cómo y de dónde obtenerlos? Veremos los ochos mitos de nutrición y cuáles son los suplementos alimenticios más importantes para tener felices a todas tus células.

5. La clave para una vida feliz: despierta

Entre menos te ubicas en el presente, más preocupación o ansiedad tienes y más cortos se vuelven tus telómeros. Vivir el presente, como veremos, significa detener el tiempo, estar en la única eternidad posible, que es, por decirlo de alguna manera, el *no tiempo*. Sabremos de la importancia de no permitir que el pasado o el futuro secuestren tu mente y te roben el precioso instante del ahora.

6. Refuerza tu energía

Nuestra energía se expande o se contrae todo el tiempo como si fuera un acordeón y afecta directamente nuestra calidad de vida. Cuando tu energía se expande, te sientes bien, pleno y capaz. En cambio, si se contrae, la vida pesa en todos sentidos. A primera vista este principio parecería muy obvio, ¿no? Sin embargo, te sorprenderás de las diversas e insospechadas maneras en que la energía se nos escapa.

7. Genera oxitocina

Esta hormona se produce en el cerebro y provoca que seamos más generosos, más abiertos, más empáticos y que confiemos más en los demás. Por ello, todo lo que la genere quizá sea más efectivo que cualquier medicina. Las relaciones sociales y afectivas ayudan a mantener nuestra salud física y mental; de hecho, son tan necesarias como dormir, hacer ejercicio o comer bien. Esto se afirma en *The Longevity Project*, un estudio realizado a lo largo de ocho décadas por los doctores y científicos Howard Friedman y Leslie Martin.

8. Ponte tus tenis

Muévete. No cabe duda de que el ejercicio es la mejor forma para rejuvenecer, además de que estar fuerte es el nuevo atractivo. Practicar ejercicios de alto impacto (brincar, escalar o salir de excursión) ayuda a construir hueso y músculo, además eleva tu ánimo y autoestima. Platicaremos sobre nuevas técnicas y descubrimientos.

9. El más simple y efectivo: duerme

Dormir mejora significativamente la calidad de vida y el semblante, además es el cambio más fácil, placentero y notorio que podemos hacer en nuestros hábitos para obtener una mejor vida. El doctor Michael Rozen, jefe de la Clínica de Cleveland para el Bienestar, comenta: "Dormir es el hábito de salud menos valorado", prácticamente todo en nuestra vida mejora con el simple hecho de hacerlo ocho horas. Aquí veremos por qué.

10. El factor invisible: actitud

Descubriremos historias maravillosas de personas que han sido para mí un ejemplo y una motivación. Estoy convencida de que la actitud es todo y que los años sólo son un número. Las personas por siempre jóvenes son aquellas que no compran el dogma de que los cumpleaños determinan desde tu salud, hasta tu valía personal o atractivo. La creencia de que cumplir 30, 40, 50, 60 o más años de edad implica el "deterioro" se cumple sólo en quienes así lo asumen: es, digamos, una profecía autocumplida, una predicción que, una vez planteada en la mente, se vuelve la causa de su realización.

11. Atiende tu micromundo: dale vida a tu piel

Siempre nos preocupamos por las batallas del mundo exterior, mientras en nosotros una fuerte ofensiva entre átomos, moléculas y electrones tiene lugar a cada segundo ante nuestra total indiferencia. Esta lucha del micromundo interior requiere atención y cuidado para dar refuerzos al cuerpo y que éste salga victorioso. Además, es la única forma de mantenernos jóvenes, saludables y llenos de energía. Veremos cómo lograrlo.

12. Visita el mejor lugar: medita

Es la mejor forma de liberar el estrés. El estrés, como sabemos, provoca que nuestro cuerpo segregue cortisol y adrenalina, lo que inicia una cascada de respuestas destructivas en el organismo que, a la larga, conllevan irreme-diablemente un envejecimiento prematuro. Se ha comprobado que quienes meditan con frecuencia tienen muy bajos los niveles de dichas hormonas y sus mecanismos de adaptación suelen ser más altos que el promedio de las personas. Aquí veremos todo acerca del cómo, el cuándo y el por qué meditar. El estrés negativo no sólo está en la cabeza, transita por todo el cuerpo y afecta cada célula de tu organismo.

13. Desintoxica

Si bien el cuerpo es profundamente sabio y tiene la capacidad de des-intoxicarse solo mediante los riñones, los intestinos, los pulmones, la linfa y la piel; si abusas de él en diversas formas como, por ejemplo: si has trabajado mucho y el estrés te ha llevado a ingerir alimentos nada nutritivos, si te sientes embotado y con la mente fuera de foco, si has tenido muchos eventos fuera de casa y has bebido más que de costum-bre, si notas que en tu piel aparecen más impurezas de lo normal, si tienes problemas digestivos o bien, si en tu cuerpo aparecen pequeños dolorcitos por todos lados sin razón alguna; entonces, el proceso se hace lento, dada la acumulación de toxinas. Veremos tres formas de ayudar a tu organismo a liberarte de ellas.

14. ¿Quieres mantenerte joven y sano?: ama

Muchos hemos tenido el privilegio de poder comprobar que cuando por nuestras venas circula la renovadora energía del amor, de inmediato se nota en nuestro andar, en el aprecio que tenemos por la vida, en nuestro tono de voz y en el brillo de los ojos. Lo que quizá ignoramos son todos los beneficios medibles que acompañan a esta hermosa experiencia. En este apartado veremos cómo y cuánto beneficia a nuestro sistema inmunológico, y lo que nos agrega bienestar y calidad de vida.

15. Abre los ojos: agradece

Para mí, este último secreto es el más importante, literalmente la vida te cambia y por eso cierro con él. Veremos cómo, de acuerdo con los neurocientíficos, agradecer tiene beneficios a nivel químico, biológico y emocional, además de que en el cerebro activa los centros de recompensa que modifican tus circuitos neuronales, así como tu campo electromagnético. Para ello basta hacerte una sola pregunta, veremos cuál es.

Cada día me convenzo más de que los héroes o las heroínas de la historia, la película o los cuentos, son los que viven dentro de nosotros y luchan segundo a segundo de manera anónima para mantener un equilibrio y sobrevivir, a pesar de todo lo que hacemos por desequilibrarlos, o mejor dicho, desequilibrarlas, pues me refiero a las microscópicas y nunca recordadas células.

Esta comunidad de millones y millones de elementos posee una inteligencia asombrosa. Trabaja sin descanso para formar, adaptarse, cuidar, distribuir y almacenar el alimento y así cuidar el órgano que crean según sus funciones. Todo esto a pesar de que a veces no somos los mejores ni más puntuales proveedores de nutrientes. Por si fuera poco, sincronizan la comunicación necesaria para que se den las reacciones químicas que mantienen en balance a los órganos como el corazón, el cerebro y el hígado, entre otros.

Considera además, que todo lo que piensas, sientes, imaginas, sueñas o recuerdas, estimula o inhibe la producción de sustancias químicas, que mantiene el funcionamiento óptimo y armónico de las células; o que, por el contrario, las desestabiliza por completo, lo que incrementa su reto de mantener a tu cuerpo en homeostasis. ¡En verdad las células son increíbles!

Sin embargo, si nuestro estilo de vida no es sano, o nuestros pensamientos y emociones navegan en los mares del rencor, la ira o la negatividad, se pueden disfrazar o rebelar y dar paso a las enfermedades autoinmunes o bien, crear un tumor canceroso o amenazar la supervivencia y armonía de todas.

Por lo anterior, necesitamos tomar en cuenta los telómeros no sólo de manera superficial, porque, aunque son microscópicos, nuestras células dependen de ellos en un nivel muy profundo y fundamental y, por ende, nosotros también.

Ten la certeza de que siempre estará la posibilidad, a través de pequeños cambios en tu estilo de vida, de transformarte en una persona que activa el infinito potencial que tiene en su poder.

¡Comenzamos!

Secreto 1

¿LA META?
CREA UNA
COHERENCIA INTERNA

En el centro de tu ser tienes la respuesta;
sabes quién eres y qué deseas.
LAO TZU

Coherencia: el alimento cuántico

¿Te has preguntado qué hace que el corazón lata? Pum, pum, pum, pum, escucho el sonido opaco del latir constante del corazón de Pablo, mi esposo, cuando me recargo sobre su pecho y vemos juntos alguna serie de televisión. La sensación provoca un poco de inquietud y de angustia, ignoro el por qué, cuando es gracias a ese latido que él está vivo.

Quizá lo anterior se deba al hecho de pensar en lo incansable que es este órgano, que no depende de nadie, que es autónomo, que es autosuficiente, que actúa por sí mismo y que desde el día en que nacimos nunca descansa.

Mucho más que una bomba

Si bien sabemos que la genética y el estilo de vida afectan la salud física de nuestro corazón; que para cuidarlo es importante atender la alimentación, los antioxidantes, las vitaminas, el ejercicio y demás, con frecuencia soslayamos el hecho de que cuidarlo desde un punto de vista mental y emocional es igual de importante. Pero permíteme decirte que nada, *nada*, se compara con los beneficios que obtienes al generar un estado de coherencia interna.

¿A qué me refiero?

Me parece fascinante saber que el corazón, como lo han afirmado las culturas más antiguas, tiene una inteligencia y un poder más allá de lo físico, y que hasta hace pocos años la ciencia comienza a comprobar. Conectar con ese poder mejora nuestra creatividad y enfoque, eleva nuestra claridad emocional, reduce los niveles de estrés y ansiedad, fortalece el sistema inmunológico, promueve que todas las funciones del cuerpo se realicen de manera óptima y, sobre todo, disminuye el proceso de envejecimiento.

Es por eso que lo hace el primer secreto y el más importante de todos. Vale la pena aprender cómo lograrlo, ¿no?

En los últimos 20 años, el HeartMath Institute en California ha hecho una serie de estudios en los que comprueba que el corazón es mucho más que una bomba que impulsa sangre por nuestras venas y arterias. Este órgano incansable, que late cien mil veces al día, dirige y alinea todos los sistemas de nuestro cuerpo para que trabajen en armonía, es decir, en un estado de coherencia, lo cual es el mejor regalo que le puedes dar a cada una de las 50 billones de células que componen nuestro cuerpo por medio de la sangre. Ya veremos por qué.

El poder transformador

A lo largo de la historia, alquimistas, sabios, pintores, músicos, poetas han intentado transmitir ese poder transformador que el corazón tiene. Hace algunos años gracias a exploraciones y evidencias científicas se supo que, en efecto, las emociones positivas como el amor, la gratitud, la bondad, la compasión, la generosidad y otras, mejoran todas las áreas del ser humano, en especial la salud, la creatividad y la longevidad.

Muchas culturas antiguas sostuvieron que el órgano responsable de influir y dirigir nuestras emociones, nuestros valores y nuestras decisiones era el corazón y descubrieron que, a diferencia de lo que se cree, no es un órgano blando y sentimental, sino inteligente y poderoso.

Hoy, gracias a la ciencia, sabemos que el corazón tiene por lo menos 40 mil neuronas —tantas como varias zonas subcorticales del cerebro—, es decir, tiene su propio corazón, su propia inteligencia. Entonces, la respuesta está en cultivarla

El alimento que daña no entra por la boca

¿Sabías, por ejemplo, que bastan sólo unos minutos de pensamientos nocivos como enojo, odio, rencor, ira o envidia, para que éstos contaminen la sangre? Y dicha contaminación consiste en una cascada de 1400 efectos nocivos que deriva, entre otras cosas, en la liberación de cortisol y, entre otras muchas repercusiones, en lo que se convierte en bilis. Por eso, el alimento que más sana o daña no es el que entra por la boca, sino el que sale de la mente y el corazón.

Para que la mente, el cuerpo, las emociones y el corazón trabajen de manera óptima, deben estar en armonía entre sí. Aprender a armonizarlos es, a mi parecer, el pilar más importante para mantenerte sano, fuerte y atractivo. La meta es, como dijimos, llevar al corazón a un estado de coherencia. Pero antes...

¿Qué es la coherencia?

Estoy segura, querido lector o lectora, de que alguna vez has visto una competencia de remo en la que, en cada bote, alrededor de cuatro u ocho atletas reman en un mismo ritmo a la voz del timonel. Podríamos decir que reman en sincronía. Eso genera velocidad y dirección, ¿cierto?

De la misma manera, cuando el corazón −el timonel− está en sincronía, todo tu sistema fluye y opera de manera óptima y se comunica con tu cerebro y con todos tus sistemas para trabajar de manera ordenada y alineada.

En otras palabras

Imagina lo siguiente: te encuentras en un cómodo sillón, sentado frente al mar mientras admiras el atardecer. Inhalas y exhalas de manera lenta y profunda. Sientes una gran paz y armonía interior. Te aprecias en sincronía contigo, con los demás y con lo que te rodea. De tu corazón surge una expansión de energía que te revitaliza. Tus sentidos se amplifican, todo cobra más luz, más color, más claridad de sonido, mayor sabor y mejor textura. Las cosas que normalmente te irritan, las ves como minucias. Tu cuerpo se siente en casa y tan en paz, que tu mente y tus ideas se aclaran.

Esta sensación de plenitud que la mayoría hemos experimentado en algún momento de la vida es un regalo que llega de manera espontánea y sin haberlo solicitado. Los científicos llaman a esa sensación "coherencia". En ese estado, surge un halo que invita y contagia a querer estar cerca de ti. Si quisiéramos describir ese estado de coherencia, de plenitud, en una sola palabra, sería: amor.

Los regalos de la coherencia

Al entrar en este estado de armonía total, generas también una cascada de 1400 cambios bioquímicos y hormonales, como la creación de la poderosa hormona DHEA (dehidroepiandrosterona) que se asocia con renovación celular, antienvejecimiento, vitalidad y fortalecimiento del sistema inmunológico.

Además la DHEA reduce la producción de la hormona del estrés: el cortisol, lo que aumenta tu sensación de bienestar. Por si fuera poco, también la coherencia proporciona a tu organismo un sinfín de beneficios: mayor resonancia, sincronicidad, eficiencia en todas tus funciones. Y todo se armoniza como en un reloj suizo: respiración, oxigenación celular, ritmo cardiaco, ondas en el cerebro, presión sanguínea, sistema hormonal; lo que nos rejuvenece mental, emocional y físicamente.

El único inconveniente es que, a pesar de nuestras buenas intenciones, ese estado idílico no es lo común en la vida diaria. Todos los días —si no es que cada hora— nos enfrentamos a situaciones de estrés y sufrimos el deterioro interno que esto conlleva.

La buena noticia es que tú y yo podemos generar ese estado idílico a voluntad —como más adelante veremos— y obtener todos los beneficios mentales, físicos y emocionales.

El enemigo: la incoherencia

Imagina que en el bote de remo que mencioné, cada quien hiciera lo que se le diera la gana y remara en desorden y a destiempo. ¿Qué pasaría? La respuesta es obvia. Ahora piensa que eso mismo sucede en tu organismo con las emociones negativas como el estrés, la ira, los celos, la envidia, la frustración, la ansiedad y que, con sólo mencionarlos, llena la página de energía negativa.

Por ende, cuando experimentas dichas emociones, el ritmo de tu corazón se vuelve errático y desordenado, lo cual impacta tu salud de manera negativa: limita la habilidad de tu cerebro para procesar información, afecta tu balance hormonal, tu toma de decisiones, tu creatividad, la solución de problemas y tu calidad de vida. Además, el sistema hormonal, en lugar de crear DHEA, segrega cortisol, que inicia, como dijimos, una cascada de 1 400 cambios bioquímicos y hormonales nocivos que pueden permanecer en el organismo hasta por ¡12 horas! Es por eso que si tuviste un disgusto fuerte durante el día, en la noche te será difícil conciliar el sueño.

Por si fuera poco, la incoherencia te vuelve víctima de situaciones externas o de tus propias emociones. Sin contar con esa costumbre nociva —que algunos tenemos— de recrear en la mente una y otra vez las mismas emociones que además de que nos drenan, refuerzan los circuitos en el cerebro. Eso explica que haya días en que nos sentimos muy cansados sin explicación alguna. O bien, que ante una situación reacciones de forma automática, en lugar de actuar desde tu centro.

¿Te ha sucedido que durante una discusión haces o dices cosas a la persona que está frente a ti, que nunca en tus cinco sentidos le hubieras hecho o dicho? Y a solas después te reclamas, ¿cómo pude haberle dicho o hecho lo anterior? Eso es producto de la incoherencia y de lo que los científicos llaman, "inhibición cortical". Es decir, el estrés bloquea la capacidad de pensar y reaccionar de manera inteligente.

Una de las causas de estrés más importantes que vivimos es el no tener alineado lo que pensamos con lo que sentimos. Estoy segura de que alguna vez lo has experimentado.

Así podríamos simplificar: la coherencia interna aumenta tu energía. Significa orden y eficiencia en acción. En cambio, la incoherencia drena tu energía, crea caos y enfermedad —desde una simple gripa hasta algo más grave. Entonces, reitero que permanecer en un estado de coherencia es el mejor alimento cuántico que le puedes dar a cada una de tus 50 billones de células. Como diría Pitágoras. "El alma es un acorde; la disonancia, su enfermedad." Y yo le agregaría: "envejecimiento prematuro". Así de simple. Pero, de nuevo, la buena noticia es que...

La coherencia se aprende

Sí, todos podemos entrenar al corazón para crear un estado coherente, útil a nuestra voluntad, ya sea antes de iniciar el día, durante esos momentos estresantes o antes de dormirnos para tener un sueño de calidad y más reparador. Sin contar con que esto te sirve para mantenerte sano, fuerte y atractivo; también para utilizar de manera inteligente tus reservas de energía, así como aprender a reaccionar con mayor ecuanimidad ante situaciones estresantes.

La invitación es ésta: al hacerte más consciente de que las emociones como amar, agradecer, aceptar, apreciar, ser paciente, generoso y demás, tienen un poderoso y benéfico efecto en los patrones rítmicos de tu corazón, tu salud y longevidad; intenta procurar más la coherencia para relacionarte mejor con la vida.

Como sabrás, tu habilidad para mantenerte tranquilo y fluir durante el día determinará la habilidad que tengas para autorregular tus emociones, así como tus fugas de energía.

Más adelante compartiré contigo una técnica preciosa y muy efectiva, llamada Técnica de coherencia rápida, que aprendí cuando visité los laboratorios de investigación del HeartMath Institute y que, por más de 25 años, ha sido probada en miles y miles de personas de todos los caminos posibles, con resultados asombrosos.

Esta técnica es muy sencilla y poderosa. Desde que la practico, te puedo decir que ha sido un parteaguas en mi vida. Vivo con menos estrés y mayor armonía que antes. Y cada vez que me doy cuenta de que me "desarmonizo", la pongo en práctica, como fue hace poco tiempo en que me caí de un caballo mientras galopaba con otros ochenta jinetes, acostada sobre la tierra apliqué la técnica por unos minutos y mi cuerpo y mi mente regresaron al balance, lo que me permitió volverme a subir y continuar el camino.

Técnica de coherencia rápida

1. Enfócate (en el área del corazón)

   Cierra los ojos y relájate. Envía tu atención al área del corazón o al centro de tu pecho. Puedes colocar tu mano sobre él, si esto te ayuda a enfocarte. Imagina que inhalas y exhalas de manera profunda desde él varias veces. Respira más lento que de costumbre; por ejemplo, cinco segundos para inhalar y cinco segundos para exhalar. Notarás que esto te relaja de inmediato.

   Está demostrado que si llevas tu atención a un área específica de tu cuerpo, hay cambios fisiológicos medibles. En este caso, enfocarte en el corazón ayuda a cambiar su ritmo a un estado más coherente; también ayuda a dejar de concentrarnos en el tema, lo que calma nuestros pensamientos y estabiliza las emociones. También puedes practicar con los ojos abiertos. Pronto te acostumbras y nadie notará que lo estás haciendo.

2. Aprecia

En cada respiración inhala un sentimiento de paz y calma interna para balancear tu energía mental y tus emociones. Crea un genuino sentimiento de aprecio y agradecimiento hacia algo o alguien, por ejemplo, hacia la naturaleza, tu mascota o hacia alguien a quien estás profundamente agradecido. También puedes enfocarte en un sentimiento de cariño, compasión o de paz y contentamiento. Siente dicha emoción, no sólo la pienses; esto es básico para cambiar de un estado de incoherencia a uno de coherencia. Trata de mantener esta sensación de amor y de paz tanto tiempo como puedas y con toda la sinceridad que generes.

Se ha comprobado que experimentar estas emociones eleva los niveles de inmunoglobulina (IqA), un anticuerpo que nos hace más resistentes a infecciones y enfermedades.

Además, cuando mantienes esta sensación por unos minutos, en tu arquitectura neuronal se establecen y refuerzan nuevas rutas y patrones coherentes, mismos que viajarán a todo tu organismo. Si bien esta coherencia fisiológica es algo natural y puede darse de manera espontánea, la clave para cambiar patrones en nuestro organismo y en nuestra conducta es sostenerla.

En verdad te recomiendo buscar 15 minutos por la mañana y 15 minutos por la tarde para darle a tus células su mejor alimento: oxígeno y coherencia.

No caigas en el error de menospreciar esta técnica por sencilla, ésa es su belleza. A los científicos del HeartMath Institute les ha llevado 25 años experimentar, probar, aplicar y medir con grandes resultados, en personas que viven con mucho estrés como médicos, bomberos, militares, policías o empresarios.

Te invito a comprobar cómo al crear una pausa interna abres una ventana para elegir cómo responder de manera más inteligente. No permitas que el automático y las emociones te secuestren y desencadenen una reacción sin control que, como supondrás, nunca te llevará por buen camino. Entre más cultives el bienestar del corazón a nivel energético, éste aprenderá a generar mayor coherencia. Meditar, buscar el silencio, el contacto con la naturaleza y practicar yoga facilitan el estar en contacto contigo y con tu corazón.

Puedes utilizar esta técnica antes de dormirte para mejorar la calidad de tu descanso, durante el día o después de momentos tensos en tu trabajo. Piensa que aun pequeños periodos de coherencia tienen un gran beneficio en nuestra vida, desempeño y, sobre todo, en nuestras relaciones.

¿Por qué no despertar al hecho de que somos los directores y amos de nuestras vidas? Ten presente que la grandeza consiste en aferrarse a un sueño, pensarlo y sentirlo de manera constante, hasta que se convierte en tu experiencia y realidad.

La ley de las pequeñas cosas nos dice que si lo haces una vez no cambiará tu vida, repetirlo es lo que lo logrará. Es, sin duda, el primer paso y el más importante, y como dice el dicho: "Si te encargas de los minutos, los años se encargarán de sí mismos."

Cuando un sistema es coherente, su poder se maximiza, además de que los beneficios son muchos y la energía no se desperdicia; sin contar con que fortalece el sistema inmunológico, mejora tu estado de ánimo, tu resiliencia y, en tus relaciones, crea círculos virtuosos que hacen que valga la pena vivir.

La coherencia es eficiencia en acción.

Ahora quiero platicarte sobre cómo y por qué la coherencia es contagiosa y pertenece al campo de lo que sabemos, ¡pero que no sabemos que sabemos!, y que impacta nuestra vida.

Tú y tu campo electromagnético

Todos los organismos en el planeta usan energía como una forma primaria de comunicación. Los humanos somos los únicos que con frecuencia pasamos por alto lo que este lenguaje nos revela, en especial cuando nuestra mente se distrae con las palabras que escuchamos del otro, porque disfrazan las emociones que sentimos. Habrás comprobado que, en un encuentro, transmites lo que sientes, no lo que dices. Las palabras encubren lo que el campo energético del otro nos revela.

Todos tenemos esa facultad maravillosa de percibir el campo electromagnético y, comúnmente, nos referimos a ello como "buena o mala vibra" de una persona o de un lugar.

Observa cómo con sólo entrar al departamento o a la casa de una persona —no importa si la conoces o no—, obtienes de inmediato una gran cantidad de información a nivel energético. Percibes cierta fuerza agradable o desagradable. De manera extraña adviertes la personalidad de quienes la habitan, así como su educación, sensibilidad, cultura, edad, gustos y el ambiente de hospitalidad u hostilidad, resultado del tipo de relación que la familia tiene entre sí. De eso me percaté al visitar varios sitios con una corredora de bienes raíces, cuando mi esposo y yo buscábamos un lugar para cambiarnos.

Cuando vimos casas vacías, comprobé que se puede notar todo lo anterior sobre los dueños que las acababan de desocupar, como si la vibra permaneciera atrapada en el aire. Esto también sucede con las personas.

Por ejemplo, seguro has sentido de manera inexplicable si alguien miente o dice la verdad. Incluso, a veces nos sentimos culpables de desconfiar de alguna persona y justificamos o racionalizamos su comportamiento, "Yo debo ser el que estoy mal..." Sin embargo, la energía del campo electromagnético del otro es un canal real y fidedigno de comunicación, al cual le deberíamos de prestar más atención.

Quizás al entrar a un lugar te has percatado de que algo no está bien con la persona que se encuentra ahí, y después te enteras de que acaba de recibir una mala noticia, o bien, de discutir con alguien. Sucede también que basta con que un miembro del equipo o familia tenga una mala actitud, para que todo el ambiente en una comida familiar o en una junta se estropee, ¿cierto?

¿Has notado que estar cerca de algunas personas hace que te sientas bien, contento y de buen humor? Cuando una persona emana armonía, además de los beneficios que recibe, se vuelve muy atractiva. Lo asombroso es que nuestro campo electromagnético es atraído por aquellas personas que vibran en su misma frecuencia. Por esto, cuando nos hacemos más conscientes del entorno, del otro, de nosotros mismos, del universo y su inteligencia, podemos cambiar de amistades y abandonar a aquellas que se encuentran en otra frecuencia y con las cuales ya no resonamos tanto como antes: cambiamos de tribu y sin culpa.

La ciencia lo puede explicar

Las nuevas investigaciones sobre el corazón muestran cómo, sin saberlo, nos afectamos unos a otros. El punto de partida, como hemos visto, es este órgano central que bombea cinco litros por minuto, ya que es la fuente de energía rítmica electromagnética más grande del cuerpo. Cada vez que éste late, cada célula en él produce electricidad. Cuando todas sus células se contraen al mismo tiempo, producen electricidad y se crea un campo electromagnético, *tu* campo electromagnético medible en Hertz. Esto es física básica.

El campo magnético viaja desde el cuerpo como una onda que transporta información y es único porque puede penetrar la piel, entre otras cosas. Es por eso que cuando un orador está nervioso, de inmediato nos contagia su nerviosismo no importa si estamos en la última fila de un gran auditorio.

¿Cómo se mide la energía?

Los magnetómetros son instrumentos para medir la fuerza y dirección de un campo magnético, en este caso del corazón, el que se puede captar hasta casi tres metros de distancia del cuerpo. Imagina que tuviéramos un globo transparente a nuestro alrededor, que nos acompaña a lo largo del día e interactúa con los globos de los demás, queramos o no. De hecho, el campo magnético del corazón viaja mucho más lejos, pero la sensibilidad de los instrumentos de medida es limitada.

Por su parte, el cerebro también tiene un campo magnético, que se puede captar sólo a 2.54 centímetros de distancia. Los científicos han demostrado que la calidad de nuestros pensamientos y emociones afecta no sólo en la información contenida en el campo electromagnético que portamos, sino que además incide en el de las personas a nuestro alrededor.

Mediante electrocardiogramas, los científicos analizan e identifican las diferentes "firmas" o "huellas" de lo que en un momento podemos sentir. Como he mencionado, si estamos frustrados, las gráficas se muestran caóticas, incoherentes y disparejas, como si dibujaras montañas que suben y bajan llenas de muchos pequeños picos. En cambio, si tenemos sentimientos de aprecio, gozo o gratitud, las amplitudes de onda se vuelven largas, parejas y coherentes, como si dibujaras unas olas sencillas y parejas. ¿Con cuáles gastas más tinta? Eso mismo sucede con nuestra energía.

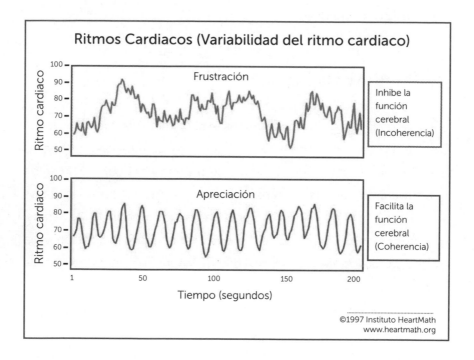

Somos como una estación de radio

En todo momento, seamos conscientes de ello o no, transmitimos esas señales, lo que sentimos a través de nuestro campo magnético, tal como si fuéramos una estación de radio. Los científicos pueden identificar nuestras ondas con 75 por ciento de precisión.

En un experimento, investigadores midieron el campo magnético de Josh, el hijo adolescente de uno de los científicos del HeartMath, y su perra Mabel, con medidores portátiles que registraban la actividad de su corazón. Al principio, los dos estaban en cuartos separados. Después llevaron a Mabel al laboratorio y le pidieron a Josh que entrara sin hablarle ni tocarla. Sólo le indicaron que se sentara y creara un sentimiento de amor hacia su mascota. En ese momento las gráficas de los dos entraron en un estado de coherencia. Era una interacción puramente energética. Cuando Josh salió del laboratorio, el ritmo del corazón de ambos se volvió irregular.

Si esto sucede entre un joven y su mascota, imagina lo que pasa entre un bebé y su madre, entre una pareja, entre dos hermanos o amigos. Ésta es la razón por la cual, cuando te relajas te vuelves más atractivo, más divertido y más querible. Y cuando un grupo de amigos, familiares o colegas está en armonía y todos se caen bien, las ondas coherentes de los presentes crean una atmósfera agradable, se sienten a gusto. Todos entran en un estado de coherencia que impacta su bienestar, desempeño y salud, lo que se convierte en una manera muy efectiva de apoyarse mutuamente, o bien, todo lo contrario.

En una familia, como te imaginarás, esto se vuelve fundamental para la convivencia y en una empresa, relevante para incrementar la productividad. ¡Qué irónico pensar que creemos controlar las cosas en el exterior cuando la verdadera batalla está dentro de nosotros! ¿no?

El reto es autorregular nuestras emociones y nuestra mente.

Te preguntarás, ¿qué tiene que ver todo lo anterior con mantenernos sanos, jóvenes y atractivos? Simplemente nos ayuda a ser conscientes de conservar nuestra coherencia ante las personas que suelen absorber nuestra energía —lo que es real—, o bien, con las que tenemos fuertes fugas innecesarias, por medio de la Técnica de coherencia rápida, que ya vimos.

El cuerpo sólo refleja lo que pensamos y sentimos

Como ahora podrás comprender, la enfermedad en el cuerpo se manifiesta siempre que hubo o hay una desarmonía en la mente. Lo curioso es que sólo tus pensamientos te pueden dañar. En lo personal, lo he comprobado varias veces en mi vida. Eso me ha llevado a aprender que cualquier tipo de emoción, sentimiento o preocupación que no enfrentas, expresas o sacas de tu sistema, tarde o temprano se somatiza y se transforma en alguna enfermedad, expresada en gripa o incluso cáncer. Cualquier rencor es sólo un autoataque.

Sin duda, cuando algo te duele en el alma, se muestra en el cuerpo. Es por eso que hablar, trabajar o compartir con alguien cualquier cosa que te produce desarmonía es lo que mejor que puedes hacer por tu salud y bienestar.

Asimismo, habría que tomar cada pequeña enfermedad, dolor o achaque como una llamada de atención que el cuerpo nos hace para ver qué es lo que tenemos que aprender, o bien, para atender y honrar esa emoción que hemos ignorado, reprimido o de la que no somos conscientes, para entonces hablarla, sentirla, gritarla o llorarla; lo que serían formas efectivas de sanar las emociones reprimidas. Incluso, observa cómo cada tropezón o pequeño golpe es un aviso de que estás desarmonizado.

También he comprobado que, si estoy tranquila, estoy más armoniosa, más saludable y —una vez más—, el cuerpo sólo refleja lo que pensamos y sentimos.

Como ves, no todo está en el otro, somos parte del todo. En un momento dado, la tarea sería identificar si estás o no en un estado de coherencia, alineado entre lo que piensas y sientes; y si con la energía que emanas nutres o afectas a la familia, al entorno en el que vives, en el que trabajas y, finalmente, al planeta.

RECUERDA

- La práctica de conectar con la inteligencia y poder del corazón mejora tu vida física, psicológica y emocional.
- Las emociones positivas favorecen tu salud, tu bienestar y promueven la longevidad.
- Las emociones o pensamientos negativos inducen la producción de cortisol, hormona que afecta en diferentes niveles a tu organismo.
- La coherencia es un estado interior de orden, paz, armonía y aceptación del aquí y el ahora.
- La coherencia promueve que generes la hormona DHEA encargada, entre otras funciones, de renovar tus células. Las emociones y pensamientos negativos alteran tu estado de coherencia lo que provoca que te enfermes y envejezcas.
- La incoherencia inhibe tu capacidad de reaccionar de manera inteligente y drena tu energía.
- Date 15 minutos por las mañanas y 15 minutos por las noches para aplicar la Técnica de coherencia rápida.
- La enfermedad es el resultado de la disonancia en la mente y las emociones.
- Cualquier pequeño achaque alerta sobre pensamientos, emociones o vivencias de los que necesitas aprender o que debes liberar.

Secreto 2

VIGILA
TUS CREENCIAS

Si te dieras cuenta de lo poderosos que son tus pensamientos,
nunca más volverías a pensar algo negativo.
PEACE PILGRIM

¿Cuántas historias conoces como las siguientes? El abuelo murió por problemas derivados del alcoholismo; de los siete hijos que tuvo, cinco murieron por problemas relacionados con el alcohol y varios de sus nietos hoy luchan por sobreponerse a esa enfermedad. Carmen murió de cáncer, después de que su abuela, su mamá y su hermano fallecieran a causa de la misma enfermedad.

Si bien la herencia genética es un factor importante en nuestra salud, se ha descubierto que no contribuye tanto como antaño se creía. Hoy sabemos que hay causas que impactan más la expresión de los genes como el estilo de vida que llevemos y la actitud. Sin embargo, hay algo más que me parece increíble: no son los genes, sino las *creencias* heredadas lo que en realidad enferma a las personas.

Si lo crees, lo creas. Es decir, que la enfermedad sobreviene si la creencia se vuelve biología.

Los genes: un cuarteto de cuerdas. En 1953, *Sir* Francis Crick, quien fuera el codescubridor de la estructura de doble hélice del ADN, afirmaba que nuestros genes eran una especie de gran orquesta compuesta por 140 mil diferentes elementos que determinaban nuestra identidad, dictaban las relaciones humanas y nuestro futuro por completo, sin que nosotros pudiéramos modificarlos en lo absoluto.

Hoy, las investigaciones de epigenética tiran abajo la vieja teoría conocida como "Dogma central", término acuñado por Crick y publicado en la revista *Nature*.

En 2003, los científicos se quedaron atónitos al descubrir que los humanos contamos sólo con 23 688 genes, es decir, que la orquesta se redujo a un cuarteto de cuerdas, como afirma el doctor Dawson Church en su libro *The Genie in your Genes.* Hoy se sabe que si bien los genes contribuyen en alrededor de 35 por ciento a moldear nuestras características, no las determinan.

La confirmación de esta pequeña cantidad de genes, nos dice Church, provoca preguntas como: ¿si toda la información que se requiere para mantener o construir al ser humano no está en los genes, entonces de dónde viene?, ¿quién conduce el complejo sistema de engranaje de nuestros órganos? Lo que a continuación te presento, me parece profundamente revelador. Veamos...

Todo está en tu interpretación

Pocos científicos conocen las células tan bien como el doctor Bruce H. Lipton, biólogo celular y pionero en la clonación de células madre, a quien el resultado de uno de sus experimentos le cambió la forma de ver la vida.

El doctor Lipton cultivó en su laboratorio unas 50 mil células madre dentro de una solución químicamente balanceada, para que crecieran y se reprodujeran sanamente. Siendo genéticamente idénticas, las dividió y colocó en tres diferentes platos de cultivo. Cada uno de ellos estuvo en un "ambiente" diferente, es decir, contenía diferentes sustancias bioquímicas. Al cabo de algunos días, el resultado lo dejó perplejo.

En el primer plato se formaron células de músculo; en el segundo, células de hueso; y, en el tercero, células de grasa. ¿Cómo fue posible si se trataba de las mismas células? Lo único que era diferente era el entorno. Entonces surgió una segunda pregunta más profunda: ¿qué controla el destino de las células?

Lipton llegó a la siguiente conclusión: "La sangre es el campo de cultivo, no hay diferencia si está en un plato o en el cuerpo. Cuando tomo células sanas y las coloco en un entorno nocivo, la células enferman, envejecen y mueren." Entonces, no son los genes, es el medioambiente lo que afecta a la célula. Sin embargo, cuidado —esto es lo más importante—: entre el medioambiente y las células está la interpretación. Y la interpretación depende de cada individuo.

Por ejemplo, imagina que estás en un jardín soleado muy hermoso, lleno de flores y árboles frondosos. Pensar en ello provoca que tu cerebro perciba la belleza, genere emociones positivas y segregue hormonas de bienestar como dopamina, endorfinas y demás. Esa combinación química le dará salud y bienestar al cuerpo. Sin embargo, un momento después, a lo lejos notas una sombra y, de inmediato, piensas que hay un animal que puede atacarte. En ese instante, tu pequeño paraíso desaparece y tu mente entra en su propio infierno al segregar hormonas de estrés y agentes inflamatorios, lo que tendrá consecuencias negativas en tu organismo.

En otras palabras, tu pensamiento cambia tu percepción que, como vimos en el Secreto 1, a su vez, se traduce en química, misma que viajará por la sangre alterando el estado de esas 50 billones de células.

Entender esto puede modificar la manera en que vemos el mundo, porque entre tu mente y la realidad está tu percepción.

Lo que me parece asombroso es que la trascendencia de estos descubrimientos nos permite darnos cuenta de que la mayoría de lo que tenemos, en términos de salud, relaciones y abundancia, es el resultado de lo que hemos generado en la mente. Lo que tu mente crea, sólo tu mente lo puede deshacer.

Piensa que cuando te reflejas en el espejo no eres tú quien se refleja, sino una sociedad muy compleja formada por esas 50 billones de células que cohabitan de manera más armónica que muchos países, tribus, vecinos o, incluso, parejas. Es por eso que, como sostiene el doctor Bruce H. Lipton, tenemos mucho que aprender de ellas.

Recobra tu poder

Sí, antes se creía que los genes eran la orquesta completa y controlaban nuestra vida, lo que nos convertía en víctimas de las circunstancias, o bien, de la herencia genética, y esto nos desempoderaba por completo.

Como vimos antes, gracias a la epigenética −del griego *epi*, que significa en "o sobre", y *genética*− sabemos que hay factores no genéticos que controlan la expresión de los genes, como el estilo de vida que lleves, el ejercicio que hagas y cómo nutres a tu cuerpo, pero ¿qué provoca que la química de la sangre cambie? La respuesta ya la sabes: el pensamiento.

Nota: si a lo largo del libro te percatas de que repito algún concepto, es con toda intención. Al leerlo una y otra vez, la mente lo asimilará hasta hacer propia la información.

Te comparto, por ejemplo, que yo tenía la creencia de que si andaba descalza sobre alguna superficie fría, de inmediato me dolería la garganta. Por supuesto, la creencia se hacía realidad cada vez que esto sucedía. Un día, al estudiar el poder de la mente y las creencias, me convencí y decidí que andar descalza era algo sano, era necesario y que lo disfrutaría. De esto hace ya un año, y nunca más me ha dolido la garganta por tal motivo. Cambié una creencia.

"Yo me enfermaba constantemente de gripas, y un día mi doctor me dijo que cada vez que sintiera que me daría gripa, me pusiera un poco de salivita en el lóbulo de las orejas. Santo remedio, señora, nunca más me ha vuelto a dar gripa", eso me dijo la señorita que me hace el manicure desde hace unos quince años.

Pensé, "no es la salivita lo que funciona, es la creencia de que así será". A eso se le conoce como efecto placebo, y funciona a todos los niveles.

"Diversos estudios muestran que lo que uno piensa de la salud es uno de los indicadores más exactos de la longevidad", afirma el doctor Larry Dossey, en *The Journals of Gerontology*. Además, la práctica espiritual y la fe pueden agregar muchos años a nuestra vida sin importar la mezcla genética. ¿Qué tal?

Si no quieres seguir experimentando la enfermedad, tienes que descubrir qué creencias tienes, cuáles te inculcaron desde pequeño. La guerra a librar es la lucha interna entre la creencia y el entendimiento. Así como un manzano da manzanas, un buen pensamiento genera un buen resultado.

Ahora que sabes que las células responden a tu interpretación y no al mundo real, puedes recobrar el enorme poder que tienes sobre tu salud y tu vida en general. ¿No es maravilloso?

El cocreador de tu vida: tú

Hoy se sabe que los genes tienen que trabajar en equipo para expresarse (encenderse) o suprimirse (apagarse) en cada célula. ¿Pero en equipo con quién? Me parece increíble saber que cada átomo, molécula, célula, tejido y sistema del cuerpo funciona a un nivel de coherencia energética similar a tu estado de ánimo −consciente o inconsciente. Ahí influyen tu actitud, tu voluntad, tus pensamientos y deseos de vivir como co-creador de tu vida.

Es decir, un gen puede ser activado en el interior de nuestro cuerpo, a partir de estados emocionales, biológicos, mentales, neu-rológicos, espirituales y energéticos; y, de forma externa, por factores como la temperatura, la altitud, los traumas, las toxinas, los virus, las bacterias, los alimentos y demás.

Así que muy pronto los doctores, en lugar de recetarnos alguna medicina −o quizá además de ella−, recomendarán cosas como desa-rrollar una determinada creencia o pensamiento, tener un día de grati-tud, cultivar un sentimiento positivo, llevar a cabo un acto de altruismo, o bien, comprar una membresía en algún club deportivo o social.

Un buen mantra que adoptar sería: "Estoy sano, he estado sano y estaré sano." En especial, puede ser benéfico para las familias en las que determinada creencia de enfermedad se ha instalado.

Como puedes ver, el concepto que tienes acerca de ti, de la vida y de los demás afecta tu realidad. Si fuéramos conscientes de que

dichas ideas viajan por el cerebro de forma automática y se materiali-
zan en nuestras acciones cotidianas, quizás estaríamos más abiertos al
hecho de que cambiar es posible.

Todo depende no de las cosas ni de las circunstancias, sino de la
interpretación, de tu interpretación de las cosas. Es todo

A mayor claridad, mayor conciencia

Después de leer el primer capítulo, confío en que ahora ya estás más
consciente sobre cómo las emociones de gratitud, de amor, de empatía, de compasión, de gozo y de perdón son atributos vitales para
tu bienestar. De la misma manera, el daño que puede causar dejarte
llevar por la mente o por el ego a su antojo. Sí, date la oportunidad de
comprobar que cuando atiendes tu ser, tu interior, serás más resiliente y
más coherente, por ende, serás más eficiente; no porque hagas muchas
cosas, sino porque lograrás más al trabajar desde una dimensión de poder
interno. Cuando no estamos conectados, podemos hacer mil cosas, sin
satisfacción o sin concretar nada. A mayor claridad, mayor conciencia.
A mayor conciencia, mayor compromiso ¿En dónde se reflejará? En tu
vida en general y en tu trabajo.

Cuidar el interior sirve para ser capaz de manejar la propia vida,
controlar las emociones, tener conciencia, equilibrar cuando las cosas
no vayan bien o cuando vayan muy bien, así como para tener relaciones de presencia y no de apariencia.

También nos toca comprender que si bien el órgano con más
plasticidad en el cuerpo es el cerebro, también es el más rígido, le
cuesta mucho trabajo aceptar nuevas ideas, nuevas creencias o nuevas formas de pensar; le gusta transitar por las rutas neuronales que

ya conoce, sin importar si esto es para bien o para mal. Además, es curioso, pero el cerebro no ve lo que no conoce y de entrada rechaza lo que no le es familiar.

Lo maravilloso es que la neurociencia ha demostrado que podemos cambiar nuestro cerebro –y por lo tanto nuestras conductas, actitudes y creencias– al pensar de manera distinta y al vivir en el momento presente, al visualizarte como deseas ser.

A continuación te presento el famoso experimento de la psicóloga Ellen Langer y sus colegas de la Universidad de Harvard, que lo demuestra.

"Nos vamos una semana de campamento. El único requisito es que se imaginen, se sientan y se comporten como si tuvieran 20 años menos. Los tendremos monitoreados con exámenes físicos y mentales", les dijo la doctora Langer a un grupo de personas mayores de 75 años con buen estado de salud.

Los psicólogos reprodujeron el estilo de vida de 20 años atrás. Para leer y escuchar sólo había revistas y música de la época. Su conversación debía ser en tiempo presente sobre su trabajo (aunque ya estaban retirados) y sobre temas y acontecimientos pasados. Asimismo, debían hablar de su esposa o hijos, como si ellos también tuvieran 20 años menos. Cada uno de los participantes portaba en el pecho una foto de cómo lucía a los 55 años y aprendieron a identificarse unos a otros por la foto antes que por la cara.

El propósito de los psicólogos era cambiar la percepción que esas personas tenían de sí mismas. La hipótesis del experimento era que sentirse y pensarse viejo influía directamente en el proceso de envejecimiento.

Al cabo de una semana, los médicos realizaron mediciones de la fuerza física, postura, percepción, cognición y memoria a corto plazo, con pruebas de los umbrales de audición, vista y gusto de cada uno de los participantes. Según los resultados, que fueron notables, los involucrados se mostraron más activos, autosuficientes y hábiles, mejoraron en fuerza muscular, oído y vista, así como en la memoria y destreza manual. Sus articulaciones ya tiesas ganaron flexibilidad en tan sólo ocho días y su postura empezó a erguirse como en años anteriores. La diferencia fue clara, sobre todo en comparación con otro grupo de la misma edad que hizo el retiro pero en tiempo real, normal y sin indicaciones especiales. ¿No es increíble?

Envejecer: una decisión personal

El promedio de vida en los últimos cien años se ha incrementado en la mayoría de los países del mundo. Hoy, gracias a la investigación en diversos campos como la neurociencia, la epigenética, la inmunopsicología, la física cuántica, se puede afirmar que envejecer es una decisión personal.

A diferencia de los animales, los humanos somos los únicos seres vivos que podemos cambiar nuestra biología al ser conscientes de nuestros pensamientos, sentimientos y creencias, por el impacto directo que tienen, entre otras cosas, en el grado de envejecimiento del cuerpo.

El reto está en que lo anterior varía segundo a segundo de acuerdo con las emociones que el corazón genera y las ondas que el cerebro emite. Entonces, mediante un estado consciente y coherente puedes acelerar, retardar, detener, incluso revertir el envejecimiento. ¿No es increíble?

Percepción e intención

Cada intención que tengas se convierte en una semilla que dará fruto. Cada célula de tu organismo está al tanto de cómo piensas y te sientes. Observa cuán importante es: "Al insertar una intención en tu proceso de pensamiento, tal como, 'Quiero mejorar mi energía todos los días', puedes empezar a ejercer el control sobre los centros del cerebro que determinan cuánta energía se expresará en tu actividad. El declive en vigor de la gente mayor en su mayoría se debe a que la gente tiene la expectativa de decaer", comenta Deepak Chopra en su libro *Cuerpos sin edad, mentes sin cuerpo*, y agrega: "Sin darse cuenta, han sembrado una intención de autodeterioro a manera de creencia y la conexión mente-cuerpo automáticamente lleva a cabo dicha intención."

Lo anterior nos deja claro que aquel viejo dicho: "Eres tan viejo como te sientas", es cierto. El programar una intención de desarrollo y avance diario en el tema que sea es nuestra tarea. No sólo de mantenernos jóvenes y vigorosos, sino en términos de crecimiento espiritual, de nuestras relaciones personales y nuestro trabajo. Y el sólo hecho de ser conscientes de esto nos separa de otros seres vivos como los animales que no lo están y transcurren por la vida de manera automática.

Así que tu percepción acerca de cómo envejeces es vital para crear el tipo de cuerpo que deseas. Si a diario piensas, "Ya tengo menos energía", "Ya tengo más arrugas, más canas o lo que sea", esto causará un químico en tu cerebro que hará realidad la profecía de la autorrealización.

En cambio, si al hacer ejercicio por las mañanas, piensas: "Con esto que hago renuevo todo mi cuerpo, lo hago fuerte y vigoroso", o al tomar agua lo haces sabiendo que todos tus órganos internos lo agradecen, aunque no lo creas, ayuda a mantener la bioquímica de tu cuerpo en balance. La diferencia está entre hacer las cosas con conciencia o en automático. Asimismo, al ingerir alimentos nutritivos colaboras a que tu cuerpo pueda cumplir tu intención. Porque, claro, con la intención no basta; es necesario actuar y ser constante.

Eric Kandel, el Premio Nobel de Ciencias 2000, afirma que cada vez que aprendemos algo nuevo, las conexiones sinápticas en el cerebro se duplican; y de no repetir o estudiar dicha información, las conexiones vuelven a desconectarse en horas o días. La clave está en persistir y persistir.

De ahí la importancia de monitorear ¿cómo me siento en este momento? ¿Qué puedo pensar mejor? ¿Cómo me sentiría sin este pensamiento?

Se trata de llevar la teoría a la práctica, y persistir es la manera en la que puedes modificar tu conducta. Cuando haces algo diferente, logras algo diferente.

Te invito a dejar atrás todas las creencias limitantes que te enseñaron o que has construido a lo largo de los años sobre ti o los demás; historias que has comprado y creído, y a partir de las cuales actúas. Esa posibilidad es la diferencia entre vivir en un estado de supervivencia y en un estado de creación.

Crea nuevas conexiones neuronales

La transformación empieza con el deseo de querer cambiar, al crear una intención de corazón para convertirte en tu mejor versión y al visualizarte como tal. Todos los grandes personajes de la historia —Gandhi, Mandela, Cristóbal Colón, entre otros muchos— lo hicieron, y así crearon su realidad. Si bien no podían ver, oír, saborear ni sentir su sueño, estaban tan convencidos de querer lograrlo que actuaron en consecuencia.

La imitación, la visualización, el repaso mental de cómo quieres ser son formas efectivas que modifican las conexiones existentes en tu cerebro para crear nuevas, lo que termina por producir el cambio exterior que deseas.

En su libro *Deja de ser tú*, Joe Dispenza expone un estudio con dos grupos de participantes, que me pareció interesante compartir sobre el poder de la mente. Uno de los grupos ensayó mentalmente ejercicios de una sola mano al piano durante dos horas diarias, a lo largo de cinco días y sin tocar una sola tecla. Otro ejecutó los mismos movimientos con los dedos en el teclado del piano durante el mismo lapso. Los científicos compararon los cambios en el cerebro de ambos. Los resultados revelaron que los dos grupos habían aumentado las neuronas en la misma región cerebral y formaron casi la misma cantidad de circuitos neuronales.

Este estudio demuestra dos cosas importantes: nuestro cerebro cambia al pensar de distinta forma y, cuando nos concentramos en algo, éste no distingue entre lo imaginado y lo real.

Si piensas repetidamente cómo quieres verte, ser, comportarte para convertirte en la mejor versión de ti, llegará un momento en que el pensamiento se convierta en experiencia.

Las creencias también impactan la báscula

Suena increíble ¿verdad? ¿Sabías que comer con culpa engorda más que disfrutar plenamente lo que comemos? La primera vez que escuché esta teoría en voz de maestros que respeto me resultó difícil de creer, como seguramente te sucede a ti también. Sin embargo, en el tema de las dietas, no le damos importancia a un factor que tiene el poder de subir o bajar los números en la báscula: las creencias.

El experimento de la malteada

La cita en ayunas era a las 8:00 am en el laboratorio. En esa primera visita, Alia Crum, psicóloga e investigadora del Behavioral Research Lab en Columbia, le dio a un grupo de participantes una malteada de vainilla con la etiqueta. "Consiéntete: déjate llevar por el placer que mereces. 620 calorías y 30 gramos de grasa." Una semana después, en su segunda visita, los participantes tomaron otra malteada etiquetada: "Malteada zen: satisfacción sin culpa. 140 calorías y cero gramos de grasa."

En las dos ocasiones, mientras los participantes bebían sus malteadas, estuvieron conectados a un catéter intravenoso, para tomarles muestras de sangre. Crum quería medir los cambios en el nivel de gherlina, una hormona conocida como "la hormona del hambre". Cuando en el cuerpo los niveles de gherlina bajan, te sientes lleno y satisfecho; en cambio, si aumentan, comienzas a buscar algo para comer.

Cuando consumes un alimento alto en calorías o grasa, los niveles de gherlina bajan de inmediato. En contraste, si, por ejemplo, comes lechuga, se mantienen altos y continúas con la sensación de hambre.

En el experimento se esperaba que las dos malteadas tuvieran un impacto diferente en los niveles de gherlina, y lo tuvieron. Al consumir la malteada con etiqueta "Zen: 140 calorías", la gherlina apenas bajó. Por el contrario, con la malteada etiquetada "Consiéntete: 620 calorías" bajó considerablemente y los participantes reportaron sentirse muy satisfechos.

El efecto que esperas es el que se produce

Lo interesante es que en las dos ocasiones a los participantes se les dio la *misma* malteada de 380 calorías. ¿Increíble, no? La creencia fue lo que provocó el cambio. ¿Te das cuenta de las implicaciones que esto tiene?

Su sistema digestivo no tenía por qué reaccionar de manera diferente. Fue lo que pensaron lo que transformó el efecto en su cuerpo. Así de sencillo. Con éste y otros experimentos, Crum demuestra que las expectativas pueden alterar algo tan concreto como la cantidad de gherlina que tu organismo produce. Es decir, cuando tu percepción de lo que consumes cambia, la respuesta de tu cuerpo cambia también. ¿No es magnífico?

Sí, nuestra realidad física es más subjetiva de lo que creemos. El mundo no es físico, es mental.

Me parece que comprender esta teoría a cabalidad puede producir un cambio radical en nuestra forma de ver y consumir los alimentos: significa que es posible cambiar el metabolismo con la mente.

Hice la prueba

Si bien, como mencioné, ya había escuchado esta teoría, decidí ponerla en práctica.

Desayunar un croissant con mantequilla y mermelada de naranja es algo con lo que sólo sueño. Sin embargo, cuando salgo de viaje me doy ese lujo. Cierro los ojos y siento que me elevo a otra dimensión cuando paladeo el pan caliente que cruje a cada bocado, acompañado de un café expreso.

Hace poco, en un viaje, decidí comprobar dicha teoría y, a diferencia de otras ocasiones, durante los quince días me concentré en comer y disfrutar, sin culpa y sin contar calorías, todo lo que me gusta. A mi regreso, me sorprendió comprobar que sólo había subido un kilo.

Complacida, empecé a creer que la teoría podía ser cierta. Al poco tiempo, fuimos con mis nietos a Disneylandia, en donde los papás y abuelos nos vimos obligados a comer la chatarra que a los niños les encanta y que el lugar ofrece de manera rápida. Se trataba de aprovechar la estancia al máximo, así que durante cuatro días nos alimentamos de hamburguesas, hot dogs, pizzas, helados y palomitas, una comida que no disfruto y que estaba, por tanto, aderezada con culpa. Me sentí fatal.

En sólo cuatro días subí tres kilos. La experiencia me confirmó que la teoría es cierta: los pensamientos acerca de lo que comemos son capaces de cambiar nuestro cuerpo. Además, en el plano emocional se crea un círculo vicioso: al juzgarnos culpables de comer algo, nos sentimos mal por haberlo hecho, lo que nos lleva a comer más para aplacar la culpa, lo que forma una espiral descendente. Lo anterior lo confirma Kelly McGonigal, psicóloga de la Universidad de Stanford, en su libro *The Upside of Stress*. Ahí narra un estudio que se hizo en la Universidad de California, en el que a mujeres con sobrepeso se les dio a leer un artículo del *New York Times* que hablaba de los empleadores que discriminaban a las personas con sobrepeso. El estrés que la nota les causó las hizo consumir el doble de calorías, en lugar de generar un deseo de cambio.

Así que ya lo sabes, querido lector, de acuerdo con la ciencia es un hecho que la percepción que tenemos sobre algo afecta nuestra biología. Te invito a hacer la prueba, el único requisito es que estés convencido de tu creencia, para que el cuerpo y la báscula lo reflejen.

Y por último, y aunque no lo creas...

Abraza al estrés

Nos han inculcado que el estrés es malo, ¿cierto? Que nos enferma, que aumenta el riesgo de contraer enfermedades que van desde gripa hasta cáncer; sin contar con que daña nuestro ADN y acelera el envejecimiento. "Haz algo para disminuir tu estrés" es el mantra de la modernidad.

Permíteme compartir contigo, querido lector, los descubrimientos impactantes que la ciencia ha revelado acerca del estrés y la creencia. En Estados Unidos se hizo un estudio con 30 mil adultos, a quienes se les preguntó cuánto estrés habían experimentado durante el último año y si creían que el estrés dañaba su salud.

Ocho años más tarde, los investigadores consultaron el registro público para averiguar cuántos de los 30 mil participantes habían fallecido. En su libro, la doctora Kelly McGonigal revela que los altos niveles de estrés aumentaron el nivel de mortalidad en 43 por ciento. Pero, y aquí viene lo interesante, ese aumento en el riesgo se aplicó sólo a las personas que *creyeron* que el estrés dañaba su salud.

Dentro del estudio, las personas que reportaron altos niveles de estrés, pero no lo consideraron dañino, tuvieron un riesgo más bajo de mortalidad; incluso más bajo que las que habían dicho tener muy poco estrés en sus vidas.

La investigación concluyó que el estrés no era lo que mataba a las personas, sino la combinación de estrés más la *creencia* de que el estrés es dañino. En los siguientes ocho años que duró el estudio, murieron prematuramente 182 mil estadounidenses —alrededor de 20 mil por año—, no por estrés, sino por la *creencia* de que el estrés les hacía daño. Qué fuerte, ¿no?

La muerte por la creencia de que el estrés hace daño ocupa el lugar número 15 entre las causas de mortalidad en Estados Unidos, es decir, mata a más personas que el cáncer en la piel, el mismo VIH o los crímenes violentos.

Si bien, técnicas como meditar, hacer ejercicio y relacionarse con las personas son muy buenas para combatir el estrés, la doctora McGonigal, maestra en la Universidad de Stanford, afirma que a veces se pueden transmitir con el mensaje de que el estrés es tóxico.

Las conclusiones del estudio fueron que sin importar el aspecto físico, la condición social y económica, el estado civil o el estilo de vida, si se fuma o no, el estrés es dañino sólo cuando crees que es dañino. ¡Vaya descubrimiento!

Si cambias la mentalidad acerca del estrés, las reacciones bio-químicas en tu cuerpo cambian también.

¿Qué pasaría si te dijeran que el latido rápido tu corazón, la respiración acelerada y la generación de sudor son muy buenos porque tu cuerpo se carga de energía y se prepara mejor para enfrentar una situación estresante? De las bondades del estrés convencieron a un grupo de estudio en la Universidad de Harvard, y lo sometieron a una conocida prueba llamada Social Stress Test, mientras que a otro grupo se le habló sobre lo dañino que era.

Lo fascinante es que en el primer grupo las venas y arterias se mantuvieron relajadas y abiertas durante la prueba de estrés, de igual manera que cuando experimentas gozo y ánimo. Biológicamente, este pequeño cambio puede ser la diferencia entre tener un infarto provocado por estrés a los 50 años o vivir bien hasta los 90 años. Así de sencillo.

La intención no es que elimines el estrés, sino que te vuelvas mejor para manejarlo, al cambiar lo que crees acerca de él.

RECUERDA

- Lo que realmente te puede enfermar no son los genes sino las creencias que te formas o heredaste.
- Los genes sólo te determinan en un 25 por ciento, el 75 por ciento restante le corresponde a tu estilo de vida, al ambiente y, principalmente, a la interpretación que haces de él.
- Lo que tienes en cuanto a salud, relaciones y abundancia, es consecuencia de lo que has generado en tu mente.
- El pensamiento positivo o negativo provoca cambios en la química del organismo. El mundo no es físico, es mental.
- Las creencias son profecías que se cumplen en tu día a día. Lo que piensas sobre algo determinará su efecto en ti.
- Los genes se activan a partir de estados emocionales, biológicos, mentales, neurológicos, espirituales y energéticos.
- El órgano más rígido del cuerpo es el cerebro, se le dificulta aceptar nuevas ideas, creencias y pensamientos.
- La mejor forma para moldear al cerebro es mantener una actitud positiva, enfocada en el presente.
- Los seres humanos somos los únicos capaces de cambiar nuestra biología a partir de nuestros pensamientos, creencias y emociones.
- La intención consciente de hacer algo, logra transformaciones profundas a nivel físico, psicológico y emocional.

Secreto 3

BUSCA EL PLACER

¡Ah! El placer: búscalo, procúralo, experiméntalo

Parecería increíble que otra receta maravillosa para mantenerte sano y joven sea el placer. Sí, el placer, leíste bien, y si lo disfrutas de manera consciente, es mejor.

Partamos de ser conscientes de que la vida es un regalo. Se nos da al nacer y lo único que busca es desarrollarse y experimentarse a sí misma por medio de cada uno de nosotros, de lo que vemos, escuchamos, saboreamos, olemos y tocamos. Como dice la canción: no es lo mismo vivir, transcurrir, que honrar la vida. ¿Cómo y de qué manera cumplimos con ello? Busca el placer en todas sus expresiones.

El placer es una medicina poderosa, y lo confirman los descubrimientos recientes en neuropsicoinmunología. Al sentirte en armonía, pleno y feliz, tu cuerpo y cerebro pueden recuperarse de manera óptima. Eso es lo que todos buscamos, ¿no?

Cada vez que ríes, tienes un orgasmo, meditas, haces ejercicio, disfrutas consumir frutas y verduras altos en antioxidantes o experimentas algún tipo de placer, estimulas la síntesis de una molécula llamada óxido nítrico (NO), la cual desencadena una reacción de químicos en tu cuerpo que te hacen sentir pleno y lleno de bienestar.

Estarás de acuerdo, por ejemplo, en que no hay nada más fascinante que estar una noche de verano en el campo, rodeados de pequeñas estrellas amarillas y luminosas producidas por decenas de luciérnagas en busca de apareamiento. Esas escenas se graban en la memoria, en la niñez y en la vida adulta no dejan de asombrarnos.

Desde que vi por primera vez la luz de las luciérnagas me ha parecido un misterio. Hoy descubro que es el resultado de este proceso bioquímico complejo, que se logra gracias a una sustancia que el insecto también produce: óxido nítrico (NO).

¿Por qué esa sustancia es hermosa? Porque la luz que emite bien puede representar de una manera física lo que sucede en el cerebro cuando experimentas placer. Sí, el placer enciende la luz de tu vida y la de todos quienes entran en contacto contigo o con lo que creas.

Mas no sólo es una metáfora, curiosamente, al experimentar gozo en cualquiera de sus formas, nuestro organismo produce la misma molécula de óxido nítrico que beneficia al cuerpo, a la mente y al espíritu. Con ello se promueve el desempeño sexual, se oxigenan los tejidos, principalmente con la vasodilatación de venas y arterias, lo que permite mejorar los niveles de energía y el flujo del elemento que nos da vida: la sangre.

La doctora Christiane Northrup, en su libro *Goddesses Never Age*, afirma que cuando estamos contentos y reímos, cuando dormimos bien, cuando meditamos, cuando nos rodeamos de personas nutritivas, nuestro cuerpo y nuestro cerebro consiguen que nuestro organismo se inunde de óxido nítrico y alcance las mejores condiciones para repararse y renovarse de manera óptima.

Por lo anterior, al óxido nítrico también se le conoce como la *molécula del placer*, la auténtica chispa de la vida, el equivalente físico de la energía vital.

Cada vez que expresas un "ahhhh...", a manera de deliciosa exhalación ante cualquier tipo de éxtasis que percibas mediante los diferentes sentidos, las células en tu cerebro, en la sangre y en los pulmones producen óxido nítrico. Esto provoca también que las paredes de tus vasos sanguíneos se relajen, se ensanchen y, por lo tanto, haya un mejor flujo sanguíneo. ¿Qué significa esto? Vida

Una vez que se dispara el óxido nítrico la sensación que proporciona es de segundos; de acuerdo con la doctora Northrup, esos deliciosos segundos son suficientes para asomarte al cielo, cambiar tu energía y relajarte.

Además, una vez que el óxido nítrico se dispara en tu sistema, trabaja como anticoagulante y previene infartos; asimismo, señala a los glóbulos blancos para que combatan infecciones, destruyan tumores, equilibren los niveles de neurotransmisores y reduzcan la inflamación celular. ¿No es una maravilla?

El placer es un regalo que la vida nos da y para eso Dios nos dio los sentidos: para sentir, para saborear, para ver, para escuchar, para oler; para gozarlos, para percibir el mundo y llenarnos del gozo de estar vivos. Bien decía Nietzsche, no es lo mismo tragar, que comer; o bien, disfrutar comer que disfrutarte disfrutando comer. Este último es el deleite consciente del placer al máximo.

La bioquímica del placer

"La bioquímica que produce el placer puede contrarrestar la bioquímica del envejecimiento", expresa Northrup. Además, el óxido nítrico aumenta y optimiza todas las otras sustancias neurotransmisoras del placer como: endorfinas, dopamina, serotonina y oxitocina.

Por un lado, al crear óxido nítrico, ayudas a formar un círculo virtuoso: entre más lo produces, más le facilitas a tu cuerpo a crear más. Es decir, el placer nos lleva a experimentar más placer. Y, por otro lado, sentimientos como la ira, el resentimiento, el miedo o el rencor inhiben la producción de óxido nítrico. Así que, una vez más, no te permitas emociones negativas.

La vida ama el placer

La vida ama el placer, mas no el placer culposo ni el placer de prisa o el mecanizado dado por consumir alimentos o sustancias para fugarnos, en un hábito destructivo o una adicción. El placer que rejuvenece, que revitaliza es todo aquel que se saborea y se disfruta des-pa-cio, al estar presentes y conscientes. Desde comerte un helado, escuchar tu música preferida, saborear un buen vino a manera de ritual, sentir la delicia del sol en la espalda o hacer el amor, todo para acompañar el profundo agradecimiento de sentirte vivo.

Lo anterior relaja los músculos, los nervios, da tregua al cerebro, equilibra las secreciones neuroquímicas, levanta el ánimo y estimula la producción de óxido nítrico, lo cual mejora la oxigenación y activa la circulación. La clave es disfrutar con conciencia el placer.

Con lo que ahora sabemos acerca del placer y sus beneficios, cabe cuestionarnos si el ritmo acelerado en el que vivimos, el sedentarismo, tener una dieta no saludable y el estrés que todo lo anterior produce valen la pena.

No más culpa

Habría que romper con la idea y el tipo de educación que la mayoría recibimos en la infancia, que nos creó la tendencia a sentirnos culpables o egoístas cuando experimentamos placer. Hoy ya sabemos que es lo más sano que podemos dar al alma, al cuerpo y a la mente.

Por lo anterior, a manera de ejercicio, te sugiero que hagas una lista de lo que amas, por el solo hecho de que te causa placer. Hacerla, créemelo, ya te lo proporciona. Permíteme compartirte, querido lector, parte de la mía:

Amo la naturaleza, amo sentir el aire en la cara, amo dar clases. Amo comer los viernes con Pablo, mi esposo, solos, amo aprender cosas nuevas. Amo andar en bicicleta en el campo acompañada de mis dos perros, amo un domingo de mariscos y películas en pijama y amo el café expreso. Amo meditar, amo nadar, amo sentarme a escribir con tranquilidad, amo rociarme la cara con un *mist* floral después de lavármela y amo dormir ocho horas. Amo mis clases de metafísica, física cuántica y escritura. Amo comer con mis amigas, amo jugar con mis nietos, amo el chocolate oscuro, amo leer en la cama y amo ver la tele abrazada de Pablo. Amo una copa de buen vino, amo comer, amo montar a caballo, amo la música, amo bailar, amo sentir el sol suave en la piel, amo el olor a hierba fresca, amo oír los pajaritos al amanecer. Amo el *savasana* al final de la clase de yoga, amo trabajar en lo que hago, amo hacer ejercicio y amo un día soleado y fresco.

Estos pequeños placeres pueden parecer obvios, mas son responsables de que seamos más sanos, tengamos menos estrés, de que la inflamación celular se reduzca y, de paso, nos alegran la vida. El doctor Tal Ben Shahar, maestro de psicología positiva en la Universidad de Harvard, recomienda asegurarnos de practicar todos los días aquello que amamos, tanto las pequeñas como las grandes cosas, para tener una vida más feliz.

Nos hemos volcado de tal manera al mundo del *deber ser* y del trabajo, que hemos olvidado la importancia del placer en nuestras vidas. Necesitamos recuperarlo de manera consciente y practicarlo a diario. Me encanta el proverbio que dice que el éxito de una vida no se cuenta por su duración, sino por el gozo que en ella se tuvo.

¿Qué tanto procuras el gozo en tu vida?, ¿lo has pensado? Te lo mereces, nos lo merecemos. ¿Por qué no honrar la vida al cultivar el placer? Podemos imitar a las luciérnagas, que con su luz no sólo atraen a su pareja, sino alegran la vida de quienes las vemos.

RECUERDA

- El placer es el remedio perfecto para mantenerte joven y sano.
- Las acciones, pensamientos y emociones que disfrutas favorecen la producción de la molécula "óxido nítrico", necesaria para experimentar un estado de plenitud y bienestar.
- El óxido nítrico mejora el desempeño sexual, oxigena los tejidos y favorece la energía y el flujo de la sangre.
- El óxido nítrico trabaja como anticoagulante, previene infartos, motiva la acción de los glóbulos blancos contra las infecciones, destruye tumores, equilibra la función de los neurotransmisores y reduce la inflamación celular.
- El óxido nítrico aumenta y optimiza la secreción de endorfinas, dopamina, serotonina y oxitocina, sustancias generadoras de bienestar.
- Las emociones y pensamientos negativos inhiben la producción de óxido nítrico.
- El placer no debe producir culpa, pues es necesario para alcanzar un estado cotidiano de plenitud.
- La atención en lo grande y lo pequeño te permite reconocer aquello que amas de la vida.
- La práctica de realizar cada día lo que amas te permite experimentar una existencia más plena. ¿Qué es lo que amas?
- Disfrutar del placer a diario y de manera consciente es lo mejor que puedes hacer por ti.

Secreto 4

SUPERALIMÉNTATE

Los superalimentos, ¿qué son?

Todos deseamos conservarnos fuertes, vigorosos y en forma. ¿No es cierto? Si bien lo anterior quizá lo motiva una buena dosis de vanidad o de conciencia, lo supera el deseo de gozar de salud y calidad de vida.

En la búsqueda de dicho anhelo, han surgido nuevas corrientes de alimentación, descubrimientos y estilo de vida. Una de ellas es la conciencia de agregar al consumo diario los famosos súper alimentos, mejor conocidos en su versión en Inglés como *superfoods*. Cada vez escuchamos con mayor frecuencia hablar de ellos, pero ¿sabemos en realidad a qué se refieren?

Su nombre suena como a los súper héroes de los alimentos, ¿no es cierto?, pues la verdad lo son.

En general, el término *superalimentos* se refiere a aquellos cuyo contenido en nutrientes implica un beneficio para la salud superior al que puedan tener otros alimentos de forma natural. Algunos ejemplos serían el hemp o proteína de cáñamo, el cacao, la maca, el polvo de acai, las bayas de Goji (*Goji berries*) y demás. Veamos para qué sirven algunos de ellos.

Poco a poco palabras como *raw food*, *detox*, probióticos, hemp, kale, orgánico, *smoothies*, se han incorporado a nuestro lenguaje cotidiano hasta volverse una moda.

En países como Estados Unidos —en especial en el estado de California—, cada vez es más fuerte dicha corriente, que se puede encontrar en los menús de restaurantes, en títulos de libros, en nuevos negocios, en artículos de revistas, etcétera. Para darnos cuenta de que no sólo es una moda, sino un estilo de vida que implica una mayor conciencia, que de seguro continuará y permeará a toda la sociedad, basta ver los 10 millones de resultados que aparecen en Internet, blogs sobre salud y alimentación, periódicos y revistas dedicados al término *superalimentos*. Aquí te comparto algunos de los más importantes por su valor nutricional.

- Hemp o semillas de cáñamo

  Las semillas de cáñamo son una muy buena forma de darle proteína vegetal a tu cuerpo y son excepcionalmente benéficas para la salud. Ninguna otra planta tiene proteínas de tan fácil digestión ni una proporción tan perfecta entre los aceites esenciales, pues contienen todos los aminoácidos y ácidos grasos esenciales necesarios para llenarte de vitalidad. Estos ácidos son los responsables de tu respuesta inmunológica frente a bacterias, virus o sustancias nocivas e influyen en tu vitalidad y estado de ánimo.

El cáñamo proviene de la misma planta que la marihuana (Cannabis Sativa) pero la semilla de cáñamo no contiene THC (tetrahydrocannabinol) y por lo tanto su consumo no implica psicoactividad alguna.

- Beneficios:
  - Contiene ácidos grasos esenciales en un perfecto balance entre los OMEGAS-3 y los OMEGAS-6 y gamma-linoleico; los aceites grasos esenciales son muy importantes para tu bienestar, de ellos dependerá la flexibilidad y fluidez de tus membranas celulares.
  - 21 aminoácidos, incluidos los 9 aminoácidos esenciales que necesitas y que nuestro cuerpo no produce.
  - Antioxidantes, clorofila.
  - Minerales, entre los que destacan el calcio, fósforo y hierro.
  - Aporta vitaminas A, C, D, E y del grupo B.
  - Alto porcentaje en fibra (43%), excelente en personas que sufren trastornos digestivos.
  - Toma un licuado de hemp por las mañanas combinado con una fruta antes de hacer ejercicio y verás qué bien te sientes y cuánto aumenta tu rendimiento.

• Maca

La maca es una raíz que pertenece a la familia de los rábanos y se consume en polvo. Es de alto perfil nutricional y se utiliza en ensaladas, batidos y licuados.

• Beneficios

Las proteínas que contiene la maca son aminoácidos, esenciales para las funciones celulares. Además, por sus varios ácidos grasos, aumenta la energía y al recuperarnos después de hacer ejercicio, promueven el proceso de calcificación de los huesos, lo que ayuda a combatir la osteoporosis. Asimismo, rejuvenece el sistema endocrino tanto en hombres como mujeres, ya que actúa directamente en el flujo sanguíneo. Puede incrementar el deseo sexual sin efectos secundarios en la salud.

- Cacao

   Puedes mezclarlo con agua o leche vegetal. Agrégalo a tu licuado o smoothie antes de hacer ejercicio, y te dará mucha energía.

- Beneficios

   Además de ser delicioso, se cree que puede elevar los estados de ánimo. Promueve un metabolismo saludable de la glucosa y niveles sanos de presión arterial. Sus antioxidantes son estables y de fácil disponibilidad para el metabolismo humano. Es la principal fuente de magnesio, el mineral más escaso en la dieta de la civilización occidental. Ayuda a la formación de huesos firmes y actúa como un relajante muscular. Contiene feniletilamina, que incrementa el estado de alerta, la concentración y el bienestar.

- Polvo de acai

   Desde hace siglos el acai es un fruto básico en la dieta de las culturas indígenas del Amazonas. Para obtener el polvo de este pequeño fruto –parecido al capulín– se muele y se liofiliza para conservar mejor los nutrientes vitales y el sabor de la fruta fresca. Lo puedes agregar a smoothies, postres, yogurt y granola.

- Beneficios

   Es de bajo índice glicémico, proporciona una cantidad excepcional de antioxidantes, ácidos grasos omega, proteínas y fibra. Contiene una amplia variedad de nutrientes en vitaminas y minerales que incluye vitamina B, vitamina K, vitamina E, potasio, calcio, zinc, hierro, cobre y manganeso, además de potentes antioxidantes como el resveratrol, entre otros. El acai también es una gran fuente de grasas omega esenciales, que son excelentes para la apariencia de tu piel y cabello.

• Bayas de Goji (Goji berries)

Se pueden consumir secas o beberlas en té y jugos, añadir a ensaladas o como golosina. Se dice que desde hace mucho tiempo los monjes himalayos han puesto a remojar bayas de Goji en agua caliente para conseguir mejor salud y vitalidad, además de longevidad, energía y resistencia.

• Beneficios

Se considera la fruta con más antioxidantes del mundo. Por lo general, se consume seca. Contiene vitamina A, C, 18 aminoácidos, carotenoides, 20 minerales y proteínas. Reduce el colesterol, adelgaza la sangre, fortalece el corazón, fortalece el sistema inmune, mejora la digestión, desintoxica el hígado. Es un antiinflamatorio natural, fortalece músculos y huesos.

Da gusto ver que en México podemos encontrar estos superalimentos y muchos otros en tiendas o en páginas web como rawfoodie.com que te los envían a tu casa. Estas opciones para adquirirlos ayudan a crear conciencia de la importancia de nuestra alimentación.

Las maravillas del aceite de coco

Comencé a bajar de peso y de nuevo descubrí el placer que resulta del hecho de sentirte delgada, ¡lo había olvidado! Por supuesto, la ropa te cae mejor, tu cuerpo se vuelve más ágil, te sientes más joven, con mayor energía, y ni hablar del disparo hacia la luna que tu autoestima experimenta.

Lo anterior me llevó a reflexionar en lo siguiente: si en el momento en que iniciamos el propósito —y sacrificio— de recuperar la figura, tan sólo pudiéramos asomarnos a la sensación de logro y bienestar que da verte al espejo y poder decir "me gusta lo que veo", el pesar que produce el decirte "no" ante cualquier golosina o antojo, se opacaría por completo.

Nada se compara con la sensación de sentirte cómodo dentro de tu propio cuerpo. Si bien la vida nos ofrece muchas otras fuentes de satisfacción, el sentir que la disciplina que te has impuesto, en realidad, es un acto de amor por ti mismo, es insuperable.

Todo es cuestión de decidirte y no claudicar.

Esto me recuerda la caricatura aquella del señor que excava y excava un túnel para encontrar la salida del otro lado y a dos centímetros de llegar a la luz, renuncia agotado a su tarea. Así es la lucha cotidiana con la báscula, mas si persistes, un día te sorprende comprobar que sí puede darte números más bajos de los que siempre te ha arrojado.

Hace un par de años, un médico naturista me recomendó tomar una cucharada de dicho aceite en ayunas disuelta en una taza de agua caliente con limón, mas en su momento no le hice caso. Hasta que hace poco un médico y una nutrióloga volvieron a mencionarlo como ayuda para bajar de peso, amén de los miles de beneficios para la salud que proporciona. Lo comencé a tomar y en verdad funciona.

Después de investigar sobre el tema, me doy cuenta de que consumirlo es un regalo para tu organismo y por ello se considera un superalimento. A continuación comparto contigo, querido lector, algunos de sus beneficios.

1. Proporciona mayor energía y vitalidad

Lo anterior da como resultado una mayor quema de grasa, debido a que el aceite de coco es el único alimento que contiene altas cantidades de una serie de ácidos grasos de cadena media (MCFA), que de acuerdo con los estudios proporcionan al cuerpo, en un promedio de 24 horas, tanto como un cinco por ciento más de energía.

Contrario a otro tipo de grasas, ésta se envía directo al hígado, donde se convierte en energía y acelera el sistema metabólico. A largo plazo, esto lleva a una pérdida de peso considerable. Además, estimula la función tiroidea, la absorción de vitaminas, minerales y aminoácidos lo que ayuda a la salud en general.

2. Reduce el apetito de manera significativa

En 2009 PubMed.gov publicó un estudio realizado a seis personas sanas, a quienes se les administró diversas cantidades de MLFA. Aquellas que obtuvieron mayor cantidad consumieron un promedio de 256 menos de calorías al día.

3. Ayuda a bajar de peso

El aceite de coco reduce el apetito y ayuda a quemar la grasa, y, por ende, ayuda a bajar de peso, en especial la del abdomen considerada la más peligrosa.

En otro estudio publicado en el mismo medio, se reveló que se eligieron a 40 mujeres obesas y se dividieron en dos grupos. Durante 12 semanas, a un grupo se les administró una cucharada de aceite de coco al día y al otro de soya; las primeras redujeron la circunferencia de su cintura de manera importante, mientras que las otras no.

Asimismo, la grasa en el aceite de coco desencadena la liberación de una hormona llamada colecistoquinina, que ayuda a mover el alimento por el tracto digestivo y hace que sea el último nutriente que se digiera y salga del estómago. Esto proporciona una sensación de satisfacción duradera después de comer.

4. Mata bacterias, virus y hongos

Gracias al ácido láurico, que el aceite de coco contiene en altas cantidades, además de subir el colesterol bueno HDL, es un excelente antibactericida para patógenos peligrosos para la salud.

5. No se oxida al calentarlo

Éste es el único aceite que al calentarlo se mantiene estable y aguanta temperaturas muy altas sin que se altere. Por lo tanto, es la mejor alternativa sobre otros aceites para cocinar.

Cabe añadir que el aceite de coco debe ser orgánico, virgen y consumirse con moderación. En verdad te lo recomiendo.

La respuesta está en el limón

El limón, este cítrico tan cotidiano, también es una maravilla. Veamos... ¿Eres de las personas que, al levantarse, lo primero que tu mente y tu cuerpo busca es tomar una taza de café? Bien, ahora considera si de casualidad también eres de las personas que, aunque se mate de hambre le cuesta trabajo bajar de peso.

Comienza bien tu día. Para el cuerpo es muy importante lo que introduces como primer alimento, después de permanecer unas ocho horas en ayuno, requiere que lo rehidrates de nuevo.

Si bien el café tiene un sabor delicioso y nos deja una sensación temporal en el cuerpo también deliciosa, es importante saber que la cafeína eleva los niveles de cortisol, lo que también puede inhibir la capacidad de quemar la grasa en nuestro cuerpo y por lo tanto almacenarla, en especial alrededor de la cintura, lo cual nos impide adelgazar. Lo anterior, además de que no hidrata cuando se toma en exceso, puede lastimar el sistema endocrinológico, estimular el envejecimiento prematuro y acelerar la aparición de arrugas en el rostro. Cuando el cuerpo está deshidratado no puede realizar bien todas sus funciones.

¿Qué podemos hacer para prevenir lo anterior?

La respuesta está en el limón, en tomar una taza de agua caliente ó tibia con medio limón exprimido en ayunas −nunca fría−, lo que, de acuerdo con los expertos, tiene grandes cualidades curativas, como:

1. Ayuda a adelgazar

Son increíbles los descubrimientos sobre el poder que tienen los cítricos sobre la salud. Estimulan el metabolismo, previenen el cáncer, los infartos, la diabetes y otros tantos padecimientos. Los estudios demuestran que tienen efectos antiinflamatorios, antivirales y antialergénicos; además, fortalecen los vasos capilares, entre otros beneficios.

La doctora Anne Louise Gittleman, en su libro *Fat Flush Plan*, propone que el secreto para adelgazar se encuentra en mantener limpio el hígado, que es la súper máquina que metaboliza la grasa, y si éste no se encuentra sano, nada de lo que hagas para adelgazar servirá.

"Ésta es la razón por la que muchas personas no bajan de peso: simplemente tienen el hígado saturado de toxinas, congestionado y harto de trabajar de más", comenta Gittleman. Por lo anterior recomienda ingerir mucha agua, en especial entre los alimentos, así como tomar una taza de agua caliente con limón o lima todos los días en ayunas, por su acción depurativa y diurética.

Asimismo, los limones son altos en pectina, una fibra que ayuda a contrarrestar los antojos por hambre; es rico en vitamina C y potasio, depura el organismo, remineraliza y estimula el hígado y el páncreas. Después de unas semanas de ingerirlo, notarás que incluso tu piel luce mejor.

2. Alcaliniza el cuerpo

Es curioso, pero aunque el jugo de limón o de naranja son ácidos en su estado natural, se convierten en alcalinos una vez metabolizados en el cuerpo. Lo anterior fortalece tu sistema inmunológico, eleva tu energía y mejora tu humor. ¿Por qué?

Nuestra sangre es ligeramente alcalina, con un nivel de pH normal entre 7.35 y 7.45. Si está más alto o más bajo de este rango, se traducirá en una serie de síntomas y enfermedades. Si baja de 6.8 o sube de 7.8, las células dejan de funcionar y el cuerpo muere; así de importante. Por consiguiente, el organismo lucha siempre por mantener un equilibrio. Lo preocupante es que nuestra dieta occidental tiende a ser muy ácida. Por lo anterior, el cuerpo y sus billones de células agradecen que le des alimentos alcalinos, al menos en un 80 por ciento. Además de los cítricos, productos como el aguacate, jitomate, verduras verdes, fruta fresca, nueces y legumbres contienen minerales alcalinos y benefician tu salud. Evita o reduce el consumo de alimentos que dejan una ceniza ácida como dulces, refrescos, alcohol, harinas blancas, grasas saturadas y leche entre otros.

3. Refresca tu aliento

El limón actúa como un purificador de la sangre y como un agente de limpieza, incluso bucal. Además, el limón ayuda a aliviar la gingivitis al untarlo sobre las encías. Es importante saber que el ácido cítrico del limón puede lastimar el esmalte de los dientes, por lo que es conveniente tomar la mezcla de agua caliente y limón con un popote, así como nunca endulzarlo, y menos con azúcar. Adicionalmente, conviene no lavarse los dientes después de ingerida la bebida, o bien, enjuagar la boca con agua limpia después de tomarla. En realidad, es mejor esperar un buen rato para lavar los dientes, o lavarlos primero y luego ingerir la bebida para cuidar el esmalte de los dientes.

4. Te da energía

El limón te da energía y mejora tu humor. Te preguntarás ¿por qué? Veamos.

La energía que los humanos recibimos, en gran parte, viene en los alimentos, eso no es novedad. Lo que quizás ignorabas es que la energía viene de los átomos y moléculas de lo que consumes. Esta reacción ocurre cuando los iones positivos de los alimentos entran al tracto digestivo e interactúan con las enzimas cargadas de iones negativos.

El limón es uno de los pocos alimentos que contienen más iones negativos, lo que provee al cuerpo mayor energía al entrar al tracto digestivo y facilitar la digestión.

Para aligerar la tarea, te sugiero que exprimas varios limones y coloques el jugo en una charola para hacer cubitos de hielo; así será más fácil preparar la bebida por las mañanas, en especial si te levantas muy temprano. O bien, puedes prepararla desde la noche anterior y guardarla en un termo para el día siguiente. En verdad te lo recomiendo, hazlo y muy pronto notarás todos los beneficios.

Ocho mitos de nutrición

Si bien la ciencia día a día descubre nuevas teorías en el tema de nutrición, también hay teorías que, por repetirse una y otra vez, llegamos a considerarlas verdad o se vuelven una cuestión de moda.

La capacidad de la industria alimentaria para vendernos ciertas ideas, con frecuencia, obedece más a intereses comerciales que a la verdad. Basta recordar la campaña en contra del huevo que surgió hace algunos años y cómo a partir de ella, los cereales de caja repletos de azúcar se colocaron como la mejor opción de salud. Años más tarde, esto sólo arrojó los niveles de diabetes y obesidad más altos en la historia de varios países.

Por eso me pareció interesante compartir contigo, querido lector, lo que la guía de salud *Health and Nutrition*, del doctor Joseph Mercola, conocido investigador del tema y autor de varios libros, nos revela sobre los mitos en la nutrición.

Mito 1. Debes comer varias porciones pequeñas al día, la más importante es el desayuno

La lógica detrás de esta teoría nos dice que consumir pequeñas porciones mantiene la energía en niveles altos y controla los niveles de azúcar en sangre. Sin embargo, comer de esta manera no ha demostrado tener dichos beneficios. En cambio, investigaciones recientes apoyan el "ayuno intermitente" como herramienta para obtener una función metabólica óptima. Esto facilita la pérdida de peso y la quema de grasa, eleva la producción de la hormona del crecimiento, en un 1 200 por ciento en mujeres y en un 2 000 en hombres.

La forma más fácil de implementarlo es saltarte el desayuno o la cena, y limitar el consumo de alimentos a una ventana, digamos de 11 a.m. a 7 p.m. o de 4:00 p.m. a 7:00 a.m. Si bien, este método no es para todos, puedes hacer la prueba para ver si te acomoda.

Mito 2. Los granos son buenos para todos

Todos los granos pueden elevar los niveles de insulina y leptina, lo que aumenta el riesgo de enfermedades crónicas. La mayoría de los granos contiene gluten, lo que dispara comúnmente alergias y sensibilidades.

Mito 3. Las grasas saturadas causan padecimientos de corazón

Este tipo de grasas de origen vegetal y animal proveen de una serie de hormonas, de bloques que construyen las membranas de la célula, que son vitales para el buen funcionamiento de nuestro cuerpo. Las grasas también son un vehículo para vitaminas solubles a la grasa como la A, D, E y K, y resultan esenciales para convertir el caroteno en vitamina A, absorber minerales y otras funciones biológicas elementales. ¡Es más!, la grasa saturada es el combustible favorito para tu corazón.

Mito 4. Los endulzantes artificiales son seguros y ayudan a perder peso

Lo irónico de esto es que casi todos los estudios de hoy en día muestran que los endulzantes artificiales causan aún mayor aumento de peso que los endulzantes como el azúcar de caña, la miel o la miel de maple. En 2005, se reunió información de un estudio que duró 25 años, realizado por el San Antonio Heart Study, en el que se demostró que consumir refrescos de dieta incrementa el peso más que un refresco normal. Lo anterior se debe a que el sabor dulce de dichos endulzantes parece aumentar el hambre, sin importar su valor calórico. Por otro lado, pueden perpetuar el antojo por consumir dulces y alimentos dulces, lo cual lejos de reducir el problema, lo agrava.

Mito 5. La soya es un alimento saludable

Ésta es una clara demostración de lo que la mercadotecnia logra. Si bien los productos de soya fermentados como el miso, el natto y el germen de soya ofrecen grandes beneficios para la salud, los no fermentados como el tofu y la leche de soya lo que ofrecen son problemas. Múltiples estudios han demostrado que se relacionan con padecimientos como cáncer de pecho, demencia, problemas de tiroides y deficiencias en el sistema inmunológico, entre otros.

Mito 6. Los huevos son dañinos para el corazón

Éste es uno de los mitos que mayor difusión ha tenido. Los estudios muestran que los huevos NO impactan en los niveles de colesterol y, de hecho, son uno de los mejores alimentos que puedes consumir. Contienen proteínas y los aminoácidos esenciales, luteína y zeaxantina –dos grandes antioxidantes–, colina –familiar de la vitamina B y esencial para el sistema nervioso– y vitamina D.

Mito 7. Debes consumir carbohidratos como tu mayor fuente de calorías

Una dieta alta en carbohidratos sin fibra, particularmente granos procesados y azúcar, llevan al organismo directo a una resistencia de insulina y leptina, lo que se vuelve un factor clave para enfermarse. Además, con el tiempo, puede resultar en una diabetes tipo 2. Por el contrario, consumir grasas benéficas corrige estos temas metabólicos.

Mito 8. Productos bajos en grasa previenen la obesidad y enfermedades del corazón

En los últimos 40 años, nos han llamado a cortar sustancialmente las grasas para mejorar la salud. Pero hacerlo nos ha llevado a lo contrario: hay mayor disfunción metabólica y obesidad. La mayoría de la gente necesita obtener de 50 a 85 por ciento de sus calorías de las grasas. Muy lejano al 10 por ciento que se ha recomendado. La prueba está en que desde los años 70 la cintura de la gente se ha ensanchado, y ni hablar del aumento en todas las enfermedades crónicas.

Ahora veamos cuáles son los mejores suplementos nutricionales que diversos expertos recomiendan para mantenerte en forma por dentro y por fuera.

Los 10 mejores suplementos nutricionales

¿Las vitaminas te pueden rejuvenecer? La respuesta es *sí*. Consumir los nutrientes adecuados en cantidades oportunas te puede proteger de enfermedades y del envejecimiento innecesario, afirman los expertos.

Si eres una persona que consume muchas frutas y verduras, que vive en una ciudad libre de contaminación, de plásticos y plomo; que sólo consume alimentos naturales, orgánicos y balanceados; que se ejercita todos los días; que evita tomar refrescos, jugos de lata, dulces y golosinas, así como carbohidratos simples y comida chatarra, entonces no requieres complementar tu alimentación con suplementos vitamínicos. El resto de la humanidad sí lo necesitamos.

¿Cuáles, cuánto y cómo?

Sin duda, la mejor fuente de vitaminas y minerales son los alimentos naturales y orgánicos. Sin embargo, es difícil ingerir las cantidades suficientes de nutrientes que nuestro organismo necesita para fortalecer el cuerpo y la mente.

Además del multivitamínico –que no contenga hierro–, como los doctores sugieren, investigué cuáles son los diez mejores suplementos que los expertos en medicina antiedad recomiendan, en especial después de los 30 años de edad, y de preferencia en dosis separadas.

Muchas personas piensan que el principal beneficio de las vitaminas radica en sus propiedades antioxidantes. Si bien lo anterior es cierto, lo que muchos no saben es que también tienen grandes propiedades antiinflamatorias. Esta cualidad nos ayuda a prevenir enfermedades autoinmunes o el envejecimiento de nuestras arterias. De acuerdo con el doctor Michael Roizen, estas propiedades antiinflamatorias permiten que el cuerpo se defienda mejor de las infecciones y del cáncer.

Es un hecho que si provees al cuerpo con los antioxidantes, minerales y fitonutrientes que cubren todo el espectro de lo que requieres nutricionalmente, te verás y te sentirás lleno de energía y vitalidad. Dicho lo anterior, te recomiendo comprar suplementos de marcas y laboratorios reconocidos, y que antes de hacerlo te alimentes bien y consultes a tu médico.

A continuación te comparto cuáles son aquellos que recomiendan los principales doctores antiedad, como Uzzi Reiss, Andrew Weil y Michael F. Roizen, autores reconocidos con varios libros publicados.

I. Coenzima Q10

Es un nutriente que el cuerpo produce de manera natural y que disminuye con la edad a partir de los 30 años. Como antioxidante potente ayuda a producir energía en la mitocondria, el centro de energía de cada una de las células, lo que aumenta su oxigenación, la fortalece y mejora el sistema inmunológico. Es esencial para la salud de casi todos los órganos y tejidos de nuestro cuerpo, en especial, la del corazón, y muy importante para prevenir el envejecimiento cardiovascular.

Los doctores recomiendan tomar entre 100 y 300 mg al día con una comida, sobre todo si tomas estatinas, ya que inhiben la producción natural. Asegúrate de ingerir la que es de absorción rápida, que se llama Ubiquinol.

La encuentras de manera natural en carnes rojas, aves de corral, arenque, trucha, salmón, crucíferas, zanahorias, naranjas, fresas, cacahuates, pistaches y frijoles.

2. Vitamina D

Esta vitamina –como ya lo mencioné– es un gran antiinflamatorio que reduce la incidencia de cáncer en el pecho, en la próstata y en la piel. También es vital para absorber el calcio y para prevenir osteoporosis, colitis y artritis. Ayuda a formar músculo y protege del deterioro a las células del cerebro.

Por si fuera poco, es crucial para la fertilidad y el control de glucosa. Como la vitamina D pertenece a una familia de hormonas, le gusta asociarse con otras hormonas, como la vitamina A, la hormona tiroidea y la omega 3. Además, la vitamina D ayuda a disminuir la presión alta y a combatir las infecciones. Sin suficiente vitamina D, el riesgo de desarrollar enfermedades autoinmunes aumenta ¡300 por ciento! Todo lo anterior, de acuerdo con el doctor James E. Down, autor del libro *The Vitamine D Cure*.

Si bien esta vitamina se absorbe automáticamente al tomar el sol de manera moderada por 15 minutos, tres veces a la semana, la encuentras también en el huevo, los pescados de agua fría (el salmón, el atún, la macarela, la sardina), los hongos shiitake, los lácteos o el aceite de hígado de bacalao.

Los doctores recomiendan un suplemento de 1 000 u.i. diarios.

3. Magnesio

Es un mineral esencial para metabolizar la energía, ayuda a realizar más de 300 reacciones enzimáticas que afectan al sistema orgánico en general y funciones celulares y hormonales, en particular. Se encuentra en vegetales de color verde, aguacates, plátanos, betabel, dátiles, granos integrales, almendras y nueces de la India, semillas y frijol negro. Se recomienda tomar de 400 a 1000 gramos diarios con comida y empezar poco a poco. Otra forma de absorberlo es a través de la piel. Puedes tomar un baño de tina con una taza de sal de Epsom, que está compuesta de sulfato de magnesio.

4. Ácidos grasos omega 3

Los aceites de pescado (DHA/EPA) son, en pocas palabras, ¡una maravilla!, excelentes antioxidantes y reducen de manera considerable la cantidad de agentes inflamatorios. Además de controlar funciones genéticas, como regular el sistema inmunológico y mejorar el metabolismo, estos ácidos grasos son un componente vital de la membrana que cubre cada una de las 50 billones de células del cuerpo.

Sin ellos, los mensajes entre una célula y otra no pueden transmitirse de manera adecuada. Para decirlo de manera simple, sin omega 3 nuestro cerebro no funcionaría. Todo lo anterior lo afirma el doctor Mark Hyman, en su libro *The UltraMind Solution*.

El omega 3 se encuentra en la chía, en pescados de agua fría como la macarela, el salmón salvaje, la trucha y el arenque. Se recomienda tomar entre 1 000 y 2 000 mg dos veces al día con alimentos.

5. Tocotrienol y complejo de vitamina E (gamma, delta y alpha E)

Este complejo es más que un poderoso antioxidante que prevé el daño de los radicales libres y fortalece el sistema inmunológico. Ayuda a construir fuerza muscular y puede prevenir muchas enfermedades. Reduce el daño en la piel inducido por los rayos uvb e inhibe el crecimiento de células de melanoma.

Ojo, los tocotrienoles son 40 a 60 veces más potentes que los tocoferoles, según lo ha mostrado el doctor Lester Packer de la Universidad de Berkeley, California.

La familia de la vitamina E la encuentras en frutos secos, avena, cebada y aceite de oliva, pescados, germen de trigo, vegetales de hoja verde y algunas moras. Si tomas estatinas, consulta la dosis con tu médico. El doctor Michael Roizen recomienda 400 ui al día.

6. Complejo B (B_5, B_6, ácido fólico y B_{12}).

Este grupo de nutrientes se necesita para tener ojos y piel sanos, elevar los niveles del colesterol bueno, apoyar la producción de glóbulos rojos. Es esencial para la actividad de las glándulas adrenales y ayuda a convertir proteínas, grasas y carbohidratos en energía, entre otras funciones.

Solemos pensar que el ácido fólico sólo es necesario mientras estamos en el útero, sin embargo, como adultos, también es indispensable, pues fortalece las arterias, reduce el riesgo de un infarto y disminuye las probabilidades de padecer cáncer de colon.

De manera natural se encuentra en carne magra, aves, pescados, la clara del huevo, lentejas, col y sandía. El doctor Uzzi Reiss recomienda consumir diariamente de 25 a 100 mg de complejo B con la comida.

7. Vitamina C

Si a una manzana partida le añades jugo de limón, no se oxida, pues la vitamina C que contiene funciona como antioxidante. En nuestro cuerpo trabaja igual. La unión de la vitamina C con la vitamina E tiene un efecto antiedad, redobla la protección en cada una de tus células, en especial, en tu sistema cardiovascular. Remueve la placa en las paredes de las arterias, fortalece el sistema inmunológico y mejora las funciones en ojos y pulmones.

Si la tomas una o dos horas antes de hacer ejercicio, ayuda a darte vigor y energía. El doctor Michael Roizen recomienda la ingesta de entre 500 y 2 000 mg de vitamina C al día. Si tomas estatinas, consulta a tu médico.

8. Ácido alfa lipóico

Este gran antioxidante contrarresta el efecto de los radicales libres. De acuerdo con los expertos, contribuye a retardar el envejecimiento celular del ADN y la mitocondria, el generador de energía de la célula, en donde se produce la necesaria para todas las actividades celulares de tu cuerpo.

Si padeces de síndrome metabólico en algún grado (que consiste en bajos niveles del colesterol HDL, que es el colesterol "bueno" que ayuda a reducir los niveles del malo, tendencia a ganar peso en el abdomen, tendencia a tener presión arterial alta y triglicéridos altos), es muy conveniente que lo tomes, de acuerdo con doctor Andrew Weil.

Ayuda también a prevenir el daño por glucosilación, proceso en el que el azúcar, las proteínas y el oxígeno generan un especie de melcocha, semejante a la que tapa las tuberías. Al acumularse en el cerebro y otros órganos, contribuye al proceso de envejecimiento. El doctor Weil recomienda la ingesta de entre 100 y 400 mg al día.

9. Astaxantina

Este antioxidante carotenoide ha emergido como uno de los más potentes y benéficos que se conocen para defender nuestras células de los radicales libres. Tiene potentes propiedades antiinflamatorias y ayuda a proteger el ADN. Favorece la piel, la vista, el cerebro y el sistema nervioso. Incrementa el rendimiento y la recuperación tras el ejercicio físico.

La astaxantina se encuentra de forma natural en las microalgas, el salmón, la trucha, el krill, los camarones, los cangrejos y los crustáceos, siempre y cuando sean salvajes y no de granja. Por lo que es casi imposible obtener la cantidad diaria que se recomienda en la dieta.

El doctor Mercola afirma que, aunque la vitamina C sea el antioxidante más popular, sólo puede atacar un radical libre a la vez; en cambio, la astaxantina puede destruir hasta 19 radicales libres a un tiempo.

10. Resveratrol

Posee propiedades antioxidantes y anticancerígenas que prolongan la longevidad de las células y los genes que involucran el envejecimiento. Ayuda a reducir la inflamación y protege contra los efectos de una dieta alta en grasas. También fortalece el sistema inmunológico.

De manera natural lo podemos encontrar en las uvas rojas y negras, en el vino tinto, en las nueces, los cacahuates y la granada. Los doctores recomiendan consumir entre 20 mg y 100 mg al día.

Para concluir: de acuerdo con los expertos en medicina preventiva, las vitaminas en suplemento sí te pueden rejuvenecer. Claro, siempre y cuando no exageres y las acompañes de buenos hábitos de sueño, una nutrición balanceada, así como de la práctica regular de ejercicio, amor por lo que haces y un sentido de vida.

Lo anterior es una garantía para contar con bienestar, energía y calidad de vida.

RECUERDA

- Los superalimentos son aquellos que te brindan un beneficio superior al que aportan otros de manera natural.
- Los superalimentos más destacados son: hemp, maca, cacao, acai, bayas de Goji, entre otros.
- El aceite de coco es un superalimento que proporciona energía y vitalidad, y favorece la pérdida de peso.
- El aceite de coco, al calentarse, se mantiene estable, por lo que es el más recomendable para cocinar.
- La cafeína eleva los niveles de cortisol, lo que puede inhibir la capacidad de quemar la grasa en tu cuerpo, especialmente alrededor de la cintura.
- El jugo de medio limón con agua tibia en ayunas tiene innumerables funciones curativas.
- El jugo de limón en el interior del organismo se transforma de ácido alcalino.
- El "ayuno intermitente" es una herramienta efectiva para una función metabólica óptima.
- Las grasas son esenciales para el buen funcionamiento de tu organismo.
- Los suplementos nutricionales favorecen la salud y promueven el rejuvenecimiento.

Secreto 5

LA CLAVE PARA UNA VIDA FELIZ: DESPIERTA

La vida es ahora. Nunca ha habido un momento en el que tu vida no haya sido ahora, ni lo habrá.
ECKHART TOLLE

¡Despierta! El momento es ahora

En el rostro añejo que dejaba ver el velo de la mujer musulmana se leían los tiempos difíciles que había vivido. Esa tarde me tocó sentarme frente a ella en el metro de París. El arrullo del movimiento del vagón, el sonido monótono que producen las llantas sobre las vías y las miradas ausentes de todos los pasajeros logran quitar las máscaras y descubrir al observador diversas y reveladoras historias.

En esto pensaba cuando mi esposo y yo —que celebrábamos años de casados— nos trasladábamos a algún punto de esa hermosa ciudad. Antes de que me succionara el efecto de dicho vaivén, observé a esta mujer cuyo rostro y energía revelaban experiencia, trabajo, carencias y mucho esfuerzo quizá para sacar adelante a su familia.

En la siguiente parada se subió una joven de falda corta, botines negros, audífonos al oído, mochila en la espalda, que permaneció parada junto a nosotros. Su energía y actitud despistada contrastaban por completo con la de la señora musulmana. No pude evitar pensar en el abismo que había entre ambas mujeres más allá, por supuesto, de la diferencia étnica y de edad. Sin embargo, tenían una cosa en común: las dos se veían ensimismadas con alguna preocupación y la mente en otro lado.

Me imaginé sus vidas. ¿Qué le tocará vivir a esta joven?, pensé mientras coincidimos con ellas un par de estaciones más. Nadie lo sabe, como tampoco lo supo la señora musulmana cuando tenía su edad. Ése es el misterio de la vida que a todos nos toca forjar, resolver o sortear, de la mejor manera posible.

—Qué padre edad la de esa joven, ¿no? —le comenté a Pablo, mi esposo.

—Sí, pero a esa edad no se dan cuenta, no lo aprecian; sufren por cualquier tontería —me respondió.

—Es cierto —pensé entre mí.

La respuesta de Pablo me llevó a pensar que cuando eres joven, a pesar de los regalos que la inconsciencia te da, la preocupación por ser aceptado, por pertenecer, por encontrar el amor o el desamor, por acabar la carrera o por comerse el mundo te hacen creer que —como en el metro— el éxito y la felicidad se encuentran siempre en alguna estación futura; nunca en el ahora.

Continuamos el viaje y a los pocos días rentamos un coche para recorrer kilómetros hasta llegar a un hotelito en el campo ideal para descansar y en el cual nos hospedamos tres días. Durante la estancia, coincidimos con una pareja de recién casados que festejaban su luna de miel, tan guapos como los muñecos Barbie y Ken. Llamaba la atención lo aburridos que se veían.

Alrededor del hotel no había nada más que hermosas montañas y campo, por lo que las actividades se reducían a caminar, a andar en bicicleta o a nadar en la alberca del hotel. Lo anterior viene a cuento porque la convivencia con los otros huéspedes era obligatoria la mayor parte del día, además de las tres comidas. De la misma manera en que me sucedió en el metro, no pude evitar observar los rostros que afloran una vez que nos quitamos la máscara.

Llamaba la atención ver que, durante todo momento, lejos de platicar, reír, abrazarse o besarse como se esperaría, los dos miraban a lo lejos con enorme aburrimiento y apenas se dirigían la palabra. Los dos parecían ensimismados con una preocupación y con la mente en otro lado.

Más que apáticos, se percibían asustados por la realidad. Una realidad sin amigos, sin nada ni nadie que la disfrace ni la distraiga. La realidad de saber que ahora sí estaban solos, sin máscaras, uno para el otro con el peso de la promesa "para toda la vida" sobre sus hombros.

Quizás todo lo que concluyo se deba a mi volada imaginación o a la tendencia de construir con facilidad historias respecto a las personas. Ojalá... pero Pablo, que opinaba lo mismo, me comentó:

—Dan ganas de ir a tocarles el hombro y decirles: "¡Despierten! Aunque no lo crean, ahorita están viviendo los mejores momentos de su vida. Dense cuenta de que están jóvenes, no tienen hijos ni responsabilidades, disfrútense, disfruten la vida, porque nadie sabe qué les espera."

Ver a esta pareja me hizo recordar a la joven, a la señora musulmana y, finalmente, también a mí. Ese adormilamiento que da viajar en el metro no se quita al bajarse, pareciera que en vida, por una u otra razón, seguimos ausentes de nosotros mismos. Y como virus, lo contraemos todos. Sin darnos cuenta, pasamos de la juventud a la madurez, con la preocupación de que la felicidad debe estar en otro lado. Materialmente sufrimos en esa persecución sin que haya una meta, un punto de llegada. Ahí está el verdadero reto: despertar y valorar el aquí y el ahora.

El interior es el que dicta el exterior

Te preguntarás querido lector, lectora, ¿qué tiene que ver esto con vivir sano, fuerte y atractivo? Todo. La solución está en recuperar el "ahora". Despertar y cambiar nuestra relación con ese instante, el único lugar en donde tenemos la oportunidad de volver a empezar. ¿Qué lo logra? La actitud, como ya lo vimos.

Por ejemplo, si ahorita —en este preciso instante en que sostienes el libro o tu dispositivo electrónico en tus manos—, te preguntara ¿eres feliz? Si sólo tomas en cuenta este instante, ¿qué contestarías? Te aseguro que tu respuesta sería sí. Mas en el momento en que permites que los pensamientos viajen al pasado o sean los que gobiernen tu estado de ánimo, te dirán todas las razones por las cuales no puedes ser feliz, ¿cierto?

Vivir en el presente es detener el tiempo, es vivir en esa única eternidad posible, es el no tiempo, es el disfrutar de hoy, de este momento e instante que la vida te regala. Es no permitir que el pasado o el futuro secuestre tu mente, te desgaste y te robe el precioso instante del ahora.

Cada *ahora* es una invitación a dejar el pasado. Cada *ahora* inicia el camino para un futuro mejor, si así lo decidimos. Sin importar la situación, la edad, el estado financiero, el estado de salud, el *ahora* se presenta como una oportunidad para cambiar nuestra actitud y así, el futuro y la vida.

Desde un lugar de serenidad

En lo personal, he experimentado que cuando no estoy presente, me doy pequeños golpes en la rodilla, en el codo, en el pie, me tropiezo, olvido algún objeto, no recuerdo dónde dejé las cosas y no recuerdo si ya me tomé alguna pastilla o no. Ahora tomo esas pequeñas señales como recordatorio para estar más presente, armonizada y consciente.

El solo hecho de vivir siempre nos presentará desafíos de distintos tamaños, colores e intensidades —esa *es* la vida; no hay ser vivo que no los experimente. Recuerda que la vida es como la vemos, como tú decides verla, a pesar de los retos que existan. Lo que cambia es el lugar desde donde los enfrentas. Si así lo decides, puedes hacerlo desde un lugar de valor, de dignidad, de fortaleza, cualidades que forman parte de intrínseca de tu ser.

Para que lo anterior se lleve a cabo, es necesario —como vimos— recrear la emoción en el presente, sentirla de verdad como si ya fuera un hecho real. Por ejemplo, si mi deseo es ser más paciente, mi trabajo será visualizarme como esa nueva yo que quiero ser: alegre, tranquila y recrear en mi mente imágenes de ello. Esto hace que el cerebro establezca nuevas conexiones, nuestro cuerpo nuevos patrones de conducta y que nuestro comportamiento cambie.

Pero este método se equipara con el de levantar pesas en el gimnasio: sólo funciona si lo practico a diario.

¿Por qué no despertar al hecho de que somos, a través del pensamiento, los directores y amos de nuestras vidas? Para ello, hay una voz dentro de nosotros que nos ayuda a lograrlo y a ser más conscientes de aquello que queremos cambiar o mejorar dentro de nosotros: el observador.

El observador, ¿qué o quién es?

Por ejemplo, hay ocasiones en las que si un dependiente de una tienda te ignora repetidas veces, te empiezas a desarmonizar y a sentir que dentro de ti algo comienza a hervir y busca salida mediante un reclamo. El piloto automático quiere tomar el mando. Al mismo tiempo, en ese momento escuchas una voz interna y lejana que te susurra: "Cálmate, si le hablas de buen modo, te va a atender mejor." Por escucharla, respiras hondo, te llenas de paciencia y decides cambiar tu actitud.

Esa voz es la del observador en acción. Todos lo tenemos, te invito a escucharlo y a hacerle caso. Nuestra atención en el afuera nos hace ignorar el adentro. Y a la larga esta situación nos cobra la factura en términos de salud y relaciones personales.

Qué cierto es aquello de que el universo no responde a lo que quieres, responde a lo que eres; y el punto ciego es ese piloto automático que entra de manera inconsciente. ¿Sabías que cada vez que te enojas, entras en la misma frecuencia baja que genera las guerras? Sí, el infierno es nuestra propia ira, es un fuego que nos hace arder por dentro y nos lleva a actuar impulsivamente, hoy, aquí y ahora.

Observador y observado

Es curioso, pero el observador y el observado son uno mismo, no se pueden separar. El observador no puede observar algo que no conoce. En otras palabras, el observador es conciencia, es el ser interno que cohabita con su compañero el ego —que suele estar insatisfecho, hablar más fuerte y ser muy demandante.

Es precisamente cuando el observador se reconoce como el observado, que viene el crecimiento. Es decir, al estar conscientes se da la unión del espíritu con la materia, entonces creamos lo que los físicos llaman el *momentum*. Asimismo, cuando nos dejamos llevar por la respuesta o reacción automática, el ego ganó y tu crecimiento y desarrollo perdieron la batalla.

La única forma de perfilar la mejor versión de ti es invitar al observador como socio en tu vida. En la medida en esto suceda, estarás en el camino del autoconocimiento y la transformación de ese carbón que eres, somos, a ese diamante que todos buscamos ser; y que se traduce en armonía, buenas relaciones y salud.

¿Cómo contactarlo?

La mejor forma de conectar con tu observador es percatarte de cómo te sientes. ¿Cómo se encuentra en ese momento tu respiración, tranquila o agitada? ¿Cómo están tus músculos del cuello y hombros, tensos o relajados? "Nada que no ocurra adentro, podrá ocurrir afuera", afirma el científico Amit Goswani. Es decir, ejercitar la conciencia del presente, de un deseo auténtico de convertirnos en la mejor versión de nosotros mismos.

Cuando estás a punto de soltar en automático una respuesta, de liberar una conducta o una reacción en lugar de una acción que te traerá problemas, obsérvate de lejos, desde tu observador, practica la Técnica de coherencia rápida que vimos en el Secreto 1 y verás que con una sonrisa guardas tus palabras y tu actitud sabiéndote que hiciste bien. Ése es el ser a cargo del ego, no el ego a cargo del ser.

Cuando anticipas una reacción, rompes un circuito asociativo y las neuronas que desencadenan la ira se quedan sin alimento. Ahí está el crecimiento; y, finalmente, es a lo que venimos a este mundo.

Ten presente que la grandeza consiste en aferrarse a un sueño, pensarlo y sentirlo persistentemente, hasta que se convierte en tu experiencia y realidad.

Entonces podrás afirmar: "Cómo has cambiado desde que he cambiado". Porque ése es el ideal de vida: alcanzar tu mejor versión.

RECUERDA

- La vida te llama a despertar, a estar presente en el aquí y el ahora.
- La mente con dificultad se enfoca en el presente, suele divagar en otros tiempos, lo que te lleva a perderte de vivir el momento.
- El presente es la única oportunidad, el único momento en que puedes volver a empezar.
- El ahora es la posibilidad de cambiar el estado de las cosas.
- Visualizar es una herramienta poderosa del presente para configurar el futuro.
- El "observador" es la sabiduría interior, esa voz que te dice qué es mejor a cada momento
- El universo no responde a lo que quieres sino a lo que eres.
- El observador (sabiduría interior) y el observado (ego) son un binomio indisoluble.
- El observador se fortalece con la conciencia del momento, y con la calidad de tus pensamientos y emociones.
- La grandeza consiste en aferrarse a un sueño, pensarlo y sentirlo persistentemente.

Secreto 6

REFUERZA TU ENERGÍA

La ciencia ha demostrado que todo en el universo, incluyendo nosotros, los seres humanos, estamos hechos de energía. Esto no es noticia. Lo que me parece interesante es darnos cuenta de que nuestra energía se expande o se contrae constantemente como si fuera un acordeón que afecta nuestra calidad de vida.

Cuando tu energía se expande, te sientes bien, pleno y capaz. En cambio, si se contrae, la vida pesa en todos sentidos. A primera vista, este principio parecería muy obvio, ¿no? Sin embargo, con frecuencia no estamos conscientes acerca de qué contribuye y qué disminuye nuestros niveles de energía.

La información hace la diferencia. Desde mi experiencia, hay tres factores básicos que habría que cuidar para no sólo conservar nuestra energía sino para saber cómo aumentarla: tu resiliencia, tus hormonas y el orden en tu entorno. Es por eso que veremos cada una de las tres.

1. Fortalece tu resiliencia
2. Vigila tus hormonas
3. Ordena tu exterior

1. Fortalece tu resiliencia

De vacaciones en Cancún, mi esposo Pablo había tenido una temporada de mucho estrés, por lo que aceptó darse por primera vez un masaje en el hotel. Al término de éste, salimos a cenar a un restaurante cercano. "No tenemos mesa, tendrán que esperar media hora", nos dijo el capitán. "Ah", contestó mi esposo y esperamos tranquilamente en el bar.

Después de cenar pedimos el coche; esperamos otra media hora, hasta que el muchacho del *valet parking* llegó y nos dijo, "Señor, no encontramos las llaves de su auto", "Ah", volvió a responder Pablo con toda tranquilidad, "Pídeme un taxi", le dijo al joven. ¡Yo no lo podía creer! En otro momento, mi esposo no hubiera reaccionado con tanta —más bien, ninguna— serenidad. El masaje y unos días en la playa habían hecho milagros.

Al día siguiente, Pablo tomó el duplicado de las llaves y fue por el coche; él mismo estaba extrañado de su ecuanimidad. Simplemente había cargado su pila interna de energía, por lo tanto, tuvo mayor tolerancia a las situaciones adversas.

De seguro has experimentado momentos de agotamiento en los cuales sientes que no tienes la capacidad para responder a ningún problema que se presente, por más sencillo que sea. Tampoco tienes humor para nada, no piensas con claridad, no duermes bien y, por supuesto, estás muy irritable. Sobra decir que un estado como ese afecta todos tus campos.

Resiliencia, ¿qué es?

La vida siempre está llena de desafíos de los que no podemos escapar; lo único que nos puede salvar es fortalecer nuestra capacidad interna para responder a ellos de la mejor manera posible. Los psicólogos le llaman a esto *resiliencia*, y aunque creemos conocer bien su significado, permíteme que te comparta lo siguiente:

¿Sabías que la resiliencia se basa en tu nivel de energía? El Heart-Math Institute define la resiliencia de manera más amplia: "Resiliencia es la capacidad de prepararse para, recuperarse de y adaptarse a una situación estresante, desafiante o adversa." Y como vimos en el ejemplo de Pablo con las llaves perdidas, se puede construir y almacenar. ¿Y qué la construye? La energía.

Partamos de que los humanos somos "sistemas de energía" que gastamos y reponemos nuestras reservas a lo largo del día. Así que para mantenernos sanos y resilientes tenemos que administrarla lo mejor posible.

Las cuatro áreas

Piensa en la batería de un coche, cuando está cargada, puedes ir y venir a donde desees, ¿cierto? Dentro de nosotros también hay una batería que podríamos dividir en cuatro áreas: física, mental, emocional y espiritual. Cuando está cargada, nos permite fluir, tomar buenas decisiones y enfrentar con serenidad cualquier situación que se presente. A esto se le llama capacidad de resiliencia. A mayor energía, mayor resiliencia. Y a mayor resiliencia, mayor reserva de energía, lo que da por resultado, a su vez, mayor capacidad para fluir, para percibir las cosas con más claridad y para mantener el control.

Por lo tanto, los seres humanos tenemos que equilibrar estas cuatro áreas de energía para aumentar nuestra resiliencia en general. Partamos de que por naturaleza hay personas que tienen más resiliencia en una zona que en otras.

- La física: refleja, por ejemplo, cuánta fuerza, flexibilidad o resistencia tienes.
- La emocional: contempla la flexibilidad emocional, la autorregulación y la capacidad de ver el panorama positivo.
- La mental: muestra la flexibilidad mental, la capacidad de atención, la habilidad de enfocar e incorporar múltiples puntos de vista.
- La espiritual: comprende la flexibilidad espiritual y el compromiso con los valores propios.

Identifica cuál es tu área más fuerte y cuál es la más débil.

Lo interesante es que cada zona está relacionada con las otras y las afecta inexorablemente. Por ejemplo, tienes mucho trabajo que hacer, por lo que te sientes rebasado y frustrado (área emocional) y no piensas con claridad (área mental). Esto puede causar tensión en los músculos (área física) o volverte menos tolerante con las creencias de otros (área espiritual).

Como ves, de acuerdo con los estudios, las fugas de energía que tengas en cualquiera de las áreas bajan el resultado general de tus niveles de energía. ¿Cuál crees que sea el área por la cual perdemos más energía o se nos escapa de manera innecesaria? La emocional. Basta que tengas un problema con tu hijo, con tu pareja, con algún colega o que te estreses por el tráfico, para crear un agujero en la cubeta por donde se te escapa dicha energía.

Lo ideal es subir la barra en cada una de las áreas que nos proporcionan energía para contar con más reservas para cuando sean necesarias. Por ejemplo, si haces más ejercicio y corres mayores distancias, establecerás una nueva línea de capacidad física. De la misma manera, se puede elevar la energía en cada una de las otras áreas, lo que a su vez contribuye a aumentar la capacidad total de resiliencia.

Las emociones manejan nuestra fisiología

Como vimos anteriormente, las emociones manejan nuestra fisiología, el único problema es que los seres humanos tendemos a gastar más energía de la que reponemos. Cualquier pérdida dentro de las cuatro áreas provoca que la resiliencia baje o varíe. Dormir bien y evitar las fugas de energía innecesaria son claves para construir, mantener y almacenar la capacidad de resiliencia.

¿Sabías que un disgusto fuerte gasta menos energía que las pequeñas fugas que tenemos durante el día por miedo, tristeza, ansiedad, resentimiento, preocupación o impaciencia? Esas emociones suelen aparecer por debajo del radar y no las identificamos tan fácilmente como un enojo fuerte; sin embargo, provocan —como ya mencioné— una cascada de más de 1 400 cambios bioquímicos y hormonales que estimulan los procesos para producir y consumir energía. El costo es muy alto, ya que algunas de estas hormonas, como el cortisol, se pueden quedar durante horas en nuestro organismo, lo que a la larga lo lleva irremediablemente a un envejecimiento prematuro.

En uno de los experimentos realizados por el HeartMath Institute (HMI), a un hombre se le colocó un dispositivo monitor —que registra los ritmos cardiacos en forma continua— durante veinticuatro horas. A lo largo del día él tuvo una discusión con su esposa. Cuando el episodio comenzó, su ritmo cardiaco se elevó a 140 BPM y se mantuvo muy elevado por unos 15 minutos. Una vez que llegaron a un acuerdo, su ritmo cardiaco se mantuvo elevado otra hora más. Esto muestra cómo un pequeño disgusto puede drenar rápidamente nuestra batería interna.

Podemos comparar esa pérdida de energía de un pequeño disgusto con uno grande, con meter el acelerador del coche a fondo y dejar las luces prendidas de tu auto una vez que lo apagaste, lenta y calladamente drenan tu batería interna.

Hay dos sistemas fisiológicos que controlan dicha cascada de cambios bioquímicos en el organismo: el sistema endócrino, que regula la producción hormonal, y el sistema nervioso autónomo. Como vimos, las emociones positivas como el amor, la paciencia, la pasión, la aventura, la tolerancia, la gratitud y el contentamiento, generan DHEA (dehidroepiandrosterona), entre otras hormonas que revierten el envejecimiento y nos rejuvenecen mental, emocional y físicamente.

Por medio de electrocardiogramas, los científicos analizan e identifican las diferentes "firmas" o "huellas" de lo que en un momento podemos sentir. Como hemos visto, si estás frustrado, las gráficas se mostrarán caóticas, incoherentes y disparejas; en cambio, si tienes sentimientos de aprecio, gozo o gratitud, las amplitudes de onda se vuelven largas y parejas, es decir: coherentes.

Habría que recordar que la actividad neuronal esculpe el cerebro; entre más recorres una ruta neuronal, más se ensancha y profundiza, para bien o para mal. Imagina un río, entre más permitas que el agua fluya de manera constante, más profundo y ancho se volverá. Si cambias el afluente o abres una rama, el río se debilitará. Es decir, entre más se disparan las neuronas juntas, más enlazan y refuerzan la sinapsis.

Con esta información, no es extraño ver que una persona que vive peleada con la vida y con el mundo, se enferme más seguido, se vuelva cada vez más enojona o envejezca más rápido, que otra persona que suele tener una visión optimista y amigable con la vida y con quienes la rodean.

Estoy convencida de que este principio, incluso, es más importante para mantenerte joven y longevo que hacer mucho ejercicio o comer lo más sano del mundo.

Otro tema que considero muy importante atender en cuanto a niveles de energía que sentimos a lo largo del día es:

2. ¡Las hormonas!

Reunida con un grupo de señoras —todas en sus 40—, las escucho comentar y quejarse acerca de todos los síntomas que comienzan a padecer, asociados con esa temible etapa a la que llegamos: la menopausia.

"Me dan unos bochornos horribles"; "Duermo sólo cuatro o cinco horas en las noches"; "Lloro o me enojo con cualquier pequeñez"; "¿Sexo? ¡No por favor!"; "Todo se me olvida", en fin, ése era el tono de la conversación.

Si bien con los 40 se inicia, a mi parecer, la mejor etapa de la mujer, es cierto que también conlleva a palear con los achaques de la premenopausia que, con frecuencia, llegan al mismo tiempo que la adolescencia de los hijos y la crisis de los 40 del marido que sólo voltea a ver a su mujer y le pregunta: "Y ahora, ¿qué te pasa?" Una etapa nada fácil en la pareja. Aún así, maravillosa, porque de tomarse de la mano, el crecimiento de ambos es enorme.

A lo largo de la conversación, y habiendo pasado ya por la menopausia sin dichos síntomas —gracias a las hormonas bioidénticas—, me doy cuenta de la poca información que hay sobre ellas. ¡Cuántas mujeres dejarían de pensar que a esta edad es normal sentirse sin energía, inflamada todo el tiempo o reseca por dentro! ¡Cuánto me gustaría decirles que hay opciones y que es posible sentirte llena de vitalidad y gozo por la vida! Esto es lo que diferencia a la juventud de la vejez.

Tanto en hombres como en mujeres, las hormonas son el secreto de la eterna juventud; desempeñan un papel muy importante en la mayoría de las funciones biológicas y en todos los aspectos de tu vida, desde qué tan bien duermes, qué tan rápido te levantas de la cama, cómo luce tu piel, el nivel de tu energía, etcétera, en fin, controlan cada célula de tu cuerpo. Sin ellas, tu cuerpo se empieza a desintegrar y las enfermedades y dolores aparecen. Con la edad, nuestro cuerpo tiende a reducir su producción, lo que marca el fin de nuestra era reproductiva. Mas la vida no termina y, sí, hay solución.

Diferentes tipos de hormonas

Cuando me encontré en esa etapa, hace unos años, acudí al ginecólogo, quien me recetó un reemplazo hormonal con hormonas extraídas de la orina de una yegua embarazada.

A los pocos meses mostré signos de intolerancia, así que me cambió a las que, según él, eran la única alternativa: las hormonas sintéticas, creadas en laboratorio. De la misma manera, al poco tiempo mostré síntomas de intolerancia.

Pero eso no fue todo. De acuerdo con el doctor Ussi Reizz, este tipo de hormonas son las que aumentan la inflamación, la grasa en el cuerpo, los males cardiovasculares, las migrañas y los dolores de cabeza, las que afectan el sistema inmunológico y causan cáncer en el pecho, entre otros males.

Un poco desesperada, me dediqué a investigar si había otra opción. Así que cambié de doctor y descubrí las hormonas bioidénticas.

Ellas, más un estilo de vida sano, es decir, dormir bien, tener buena alimentación y hacer ejercicio, son la clave para lograr que nuestro cuerpo cante lleno de salud y gozo.

¿Qué son las hormonas bioidénticas?

Las hormonas bioidénticas son una réplica exacta de lo que tu cuerpo produce, ni más ni menos. Favorecen tanto a hombres como a mujeres. Se extraen de la soya, de la raíz del yam silvestre y de otros extractos de plantas; se sintetizan en un laboratorio para lograr una réplica exacta molecular a las humanas y son tan seguras como el estrógeno en sus tres formas: estradiol, estrona, y estriol; la progesterona, la testosterona, la pregnenolona, el DHEA y demás. Dichas hormonas tienen el poder de afinar o desafinar nuestro cuerpo, organismo, humor, energía, sueño, deseo sexual, hambre y, sin exagerar, hasta autoestima.

Al ser naturales, los grandes laboratorios no pueden patentarlas, sin embargo tienen que ser prescritas por un doctor especialista en ellas —que no hay muchos—, para obtener un balance óptimo entre todas, al igual que en una orquesta. Si bien muy pocos médicos las conocen o incluso les dan crédito, es innegable que la medicina avanza y cada vez más médicos se capacitan en la llamada "medicina funcional". En ella se busca mantener el bienestar o restaurar la funcionalidad del cuerpo, más que tratar una enfermedad, como por años se enseñó en las universidades. Con cuánta frecuencia escucho a otras mujeres quejarse de que se sienten deprimidas, devaluadas o encuentran que su vida ya no tiene sentido; acuden con el médico, quien les receta un antidepresivo en lugar de primero revisar el estado de su balance hormonal. Con un perfil hormonal, que se obtiene de una muestra de sangre, tu doctor puede percatarse de las hormonas que requieres reforzar. Es importante que leas y te informes para hacer las preguntas adecuadas a tu médico,

Tarde o temprano, hombres y mujeres pasamos por la pérdida de producción de hormonas. Lo bueno es que ya no tenemos que sufrir los síntomas en silencio como nuestros abuelos y abuelas. Hoy sabemos que cada síntoma es un llamado del cuerpo a tomar una acción y que las hormonas bioidénticas ya están a nuestro alcance, y el cuerpo las reconoce y les da la bienvenida.

Beneficios

Las hormonas bioidénticas tienen enormes beneficios: los síntomas de la menopausia desaparecen, la depresión se va, regresa tu deseo sexual, tu memoria, ¡tu humor! Tu energía también regresa y la elasticidad de tu piel se restablece. Además, el riesgo de una enfermedad cardiaca y de la pérdida de hueso se reduce, y tu sistema inmunológico se fortalece.

Si eres mujer, querida lectora, a continuación te presento una simple prueba del papel que las hormonas desempeñan en nuestro ánimo y que te aseguro nunca la habías imaginado.

La prueba de los tacones

Aunque te suene extraño, si eres mujer, el grado de emoción que te cause comprar unos tacones altos que te hagan sentir más joven y atractiva —o bien, tu disposición a usarlos— puede ser un dato que refleje cómo se encuentran tus niveles hormonales. ¿Increíble, no? Si eres hombre, sabrás comprender y acompañar mejor a tu mujer.

Yo ya no uso tacones

Hace poco en una reunión con diez amigas, comentamos sobre el uso de los tacones. La mayoría de ellas —entre los 50 y 60 años de edad— expresaba cosas como las siguientes:

"Yo ya no uso tacones, me incomodan a tal grado que aunque se trate de ir a una boda, ya no me los pongo; no me importa si me veo fachosa o no"; "Yo me los pongo sólo en reuniones en las que sé que voy a estar sentada"; "A mí sólo me acomodan los tacones cuadrados y anchos", en fin. La opinión generalizada era colocar una bandera rojinegra sobre los *stilettos*.

Ninguna de las presentes tomó en cuenta la opinión o el parecer de sus maridos o parejas, quienes de inmediato son capaces de girar el cuello más de 180 grados con tal de seguir a una mujer que se pasea con tacones altos.

Me pregunto si esta conversación se hubiera llevado a cabo entre mujeres de 20 o 30 años de edad, hubiera tomado un rumbo diferente. No se trata de un tema de comodidad o variedad, sino de niveles de estrógenos.

Te platico que el estradiol es la forma de estrógeno responsable de la sexualidad, y no sólo afecta qué tanto te interesas por el sexo, sino tu postura también, en especial, la lordosis. Es decir, esa curva hacia dentro a la altura de la columna lumbar (justo arriba de los glúteos) que tiende a hacer que las pompis y el busto parezcan más prominentes. Todos hemos visto esta postura en fotografías de artistas o de modelos tipo del *Sports Illustrated* o los ángeles de *Victoria's Secret*, en las que ellas arquean su cuerpo para lucir más sensuales. Si bien son un cliché, no cabe duda de que son el resultado de tener altos sus niveles de estradiol y su principal señal de juventud.

Un memorable ejemplo es la famosa foto de Marylin Monroe, en la que se encuentra de pie sobre la alcantarilla de ventilación del metro, con una lordosis pronunciada, mientras se sostiene la falda para impedir que el viento deje sus piernas al descubierto. Además, los tacones cambian nuestra forma de caminar, damos pasitos más cortos y movemos con mayor énfasis la cadera, lo que se vuelve una invitación y coqueteo natural para los hombres.

Curiosamente, de acuerdo con la antropóloga Hellen Fisher, la lordosis es una actitud que una mujer adopta para presentar su cuerpo cuando está receptiva y lista para tener relaciones sexuales. Y entre más altos sean sus niveles de estradiol, con mayor frecuencia arqueará su cuerpo. Es por esto que las mujeres nos sentimos más sexys y nos volvemos más atractivas como por acto de magia; es una respuesta neuroquímica.

Todos los animales cuadrúpedos adoptan esta postura cuando se disponen a reproducirse, según afirma Donald Pfaff, experto en lordosis de la Universidad Rockefeller.

Por esto las mujeres con niveles de hormonas sanos adoran los zapatos y los compran, como si de gomitas se tratara. Instintivamente saben que su cuerpo luce mejor, que se ven y se sienten más sexys y atractivas. Si eres de las mujeres que opinan como mi grupo de amigas y ahora prefieres la comodidad ante todo, quizá convendría darle una revisada a tus niveles de hormonas y consultar a tu médico.

Además de lo anterior, si estás entre los 45 y 50 años de edad y te sientes identificado o identificada con algo de lo descrito arriba, te sugiero buscar un médico que conozca y esté al tanto de lo que hoy la medicina funcional nos ofrece y disponte a gozar la vida.

Susan Sommers, la actriz estadounidense, quien padeció cáncer y a partir de ello ha investigado y escrito una serie de libros sobre las hormonas bioidénticas, en uno de sus trabajos publica una frase que me impactó desde que la leí: "Estas solo", y pienso que es cierto. A nadie le va a interesar tu salud más que a ti; y si tú no te informas y lees, no tendrás las preguntas adecuadas para tu doctor, o bien, para sugerirle o cuestionarle las medidas a tomar.

A continuación, hablaré de otra hormona que conocemos como vitamina, vital para una serie de funciones en nuestro organismo:

Las maravillas de la vitamina D

Desde que nacemos, nuestro sistema inmunológico contiene toda la información necesaria para llevar a cabo sus tres principales funciones:

1. Proteger al organismo de virus, bacterias e infecciones de hongos.
2. Reparar el tejido dañado y deteriorado.
3. Revisar el cuerpo para detectar células anormales como las del cáncer.

Sin embargo, necesita ayuda.

Uno de los colaboradores más eficientes y cruciales del sistema inmunológico −que antes ni siquiera se consideraba como tal− es la vitamina D. Por medio de ella, podemos elevar notablemente nuestras defensas y aumentar nuestros niveles de energía.

¿Por qué es necesaria?

La mayoría de las personas asocian la vitamina D con la absorción de calcio en los alimentos, así como con la formación de huesos y dientes. Quizás ignoren que, además, dicha vitamina ayuda a formar músculo y protege del deterioro y la inflamación a las células del cerebro. Además, la vitamina D reduce el crecimiento de células, factor que puede aminorar 50 por ciento el riesgo de padecer la mayoría de los cánceres y enfermedades relacionadas con la edad.

Por si fuera poco, también es crucial para la fertilidad y el control de glucosa. La vitamina D pertenece a una familia de hormonas que forman sociedades con otras hormonas. Algunos de sus socios favoritos son la vitamina A, la hormona tiroidea y la omega 3. La vitamina D ayuda a disminuir la presión alta, a combatir las infecciones y mejora la efectividad de las vacunas. Ojo con este dato: sin suficiente vitamina D, el riesgo de desarrollar enfermedades autoinmunes aumenta ¡300 por ciento! Todo lo anterior, de acuerdo con el doctor James E. Down, autor del libro *The Vitamine D Cure*.

¿Dónde se encuentra?

A veces pensamos equivocadamente que obtenemos la suficiente vitamina D por medio de la dieta o al exponernos al sol de forma casual. Quienes habitamos las urbes y ciudades tecnificadas, rara vez obtenemos la exposición al sol necesaria para satisfacer los requerimientos de esa sustancia esencial. Así que encontramos vitamina D en alimentos como el huevo, pescados de agua fría (salmón, atún, macarela, sardina), hongos shiitake, lácteos o aceite de hígado de bacalao. Sin embargo, el consumo por la vía alimentaria no es suficiente.

Se requiere la exposición al sol sin filtro solar durante 15 minutos, tres veces a la semana. Lo anterior puede hacerse cerca de una ventana de la casa u oficina, siempre y cuando los vidrios no estén protegidos con filtros de rayos UVB, como suelen estar las ventanas de los autos. Las camas de bronceado también pueden ser una buena opción, por supuesto, sin exagerar.

¿Cuánta vitamina D necesitas?

Para saberlo, lo mejor es comprobar los niveles presentes de vitamina D, al realizar un análisis de sangre, afirma el doctor Down. Éstos deben ser mínimo de 35 nanomoles por litro (nmol/l), lo ideal es que fluctúen entre 50 y 70 nmol/l (ten en cuenta que en los meses de mayor exposición al sol el nivel aumenta, mientras en invierno disminuye). Para la salud en general, el doctor Down recomienda un suplemento diario de entre 20 y 40 unidades por cada kilo de peso.

De acuerdo con los estudios, después de haber ingerido vitamina D durante dos semanas, las personas muestran un aumento notable de energía física y cerebral; así como una disminución extraordinaria del dolor, ya sea de huesos, coyunturas, muscular o producido por fibromialgia.

Agrega un poco de ejercicio

Parte importante de la cura de vitamina D consiste en hacer un poco de ejercicio. ¿Por qué? Porque esta vitamina y el ejercicio se complementan uno al otro. La vitamina D te ayuda a ejercitarte mejor, durante más tiempo y de forma más productiva. Gracias a ella conservas la masa muscular, tu desempeño se incrementa y te sientes más fuerte. Y, al mismo tiempo, el ejercicio mejora la producción y abastecimiento de vitamina D. Basta con 15 minutos al día de caminata vigorosa, con un aumento progresivo hasta llegar a alrededor 30 minutos al día. Si lo haces bajo la luz natural, mejor.

Incontables leyendas alrededor del mundo nos hablan de las travesías realizadas en busca de la fuente de la juventud. Bien podríamos afirmar que el sol, tomado en dosis limitadas, satisface esa búsqueda. Gracias a él las cosechas de frutas y verduras prosperan, los animales y los humanos podemos vivir y alimentarnos; además es la mejor fuente de esta preciosa vitamina. Así que para sentirte con más vitalidad y energía, toma vitamina D.

A continuación hablaré de un tema que considero muy importante por las implicaciones que tiene en nuestra energía cuando falla y por lo cual se le ha dado el nombre de "epidemia escondida".

La epidemia escondida

En el tema de las hormonas existe una glándula importantísima que, cuando falla, tu energía y vitalidad lo recienten de inmediato: la tiroides.

La ignorancia que muchos tenemos sobre el correcto funcionamiento de ella y de nuestro cuerpo en general, con frecuencia, nos lleva a creer que es normal sentirnos cansados, sin ganas de levantarnos por la mañana o con dificultad para bajar de peso a pesar de los esfuerzos realizados. Solemos relacionar los síntomas a factores externos o a la edad y nos resignamos a sobrevivir pensando que pues... "así es".

Entérate

¿Te sientes con el cuerpo pesado y cansado, en especial al levantarte por las mañanas? ¿Tus uñas se rompen con facilidad y en capas? ¿Eres una persona sensible a las temperaturas? ¿Tienes piel seca, se te cae el pelo o lo tienes áspero? ¿Te sientes deprimido y sin energía? ¿Te duelen los músculos y las coyunturas? ¿Has perdido la tercera parte externa de tus cejas? ¿Te cuesta trabajo bajar de peso a pesar de todo lo que intentas?

La epidemia escondida es la manera en que el doctor Mark Hyman, en su libro *The Ultra Thyroid Solution*, le llama al mal que padecemos muchas personas sin saberlo. Y dado que los síntomas son vagos y se pueden asociar con muchos otros padecimientos, pueden pasar inadvertidos por completo a nuestros ojos e incluso a los de los expertos. Se refiere al: hipotiroidismo.

Si tu respuesta es *sí* a alguna de las preguntas mencionadas, puedes padecer de hipotiroidismo, de acuerdo con Hyman. Mientras que estos síntomas, en apariencia, pueden no tener mayor importancia, la realidad es que un problema con la tiroides impacta de manera negativa y directa tu salud física, mental, emocional, como tu peso mismo.

Cada célula que tenemos, desde el pelo hasta las uñas de los pies, depende del buen funcionamiento de esta glándula. Y conforme acumulamos años, su funcionamiento tiende a reducirse gradualmente. "Es un factor escondido en muchas enfermedades", comenta Hyman. He aprendido que por más sano que te alimentes, por más ejercicio que hagas, si tu tiroides no funciona de forma adecuada, tu salud y tu energía sufren.

Asimismo, independientemente de lo que los análisis digan, lo que en realidad importa es cómo te sientes tú. Que si bien los indicadores nos comparan con la norma, cada persona es diferente.

Como en lo personal ya pasé un problema con la tiroides —a la que nunca le había hecho caso—, y dado a que ahora he estudiado y pongo atención a todo lo relacionado con ella, me doy cuenta de que el caso de Pamela le puede suceder a muchas personas —hombres y mujeres—, sin importar la edad o el estado de salud que tengan. A continuación te comparto su historia.

Tenía dieciocho años y una larga temporada de sentirme desganada y sin energía. El cuerpo me pesaba para hacer cualquier movimiento y a cualquier lugar al que iba sólo buscaba poder recargar la cabeza. Un día, al salir de la regadera, llegué al grado de tirarme sobre el piso del baño envuelta en la toalla, por falta de fuerzas para vestirme. Me sentía deprimida, con dificultad para estudiar y los fines de semana me eran indiferentes. Además, amanecía hinchada de los ojos y me costaba mucho trabajo enflacar, hiciera lo que hiciera.

Me platica Pamela, ahora de 25 años de edad, que se encuentra llena de energía, delgada y feliz, después de recibir el tratamiento adecuado para su hipotiroidismo.

A grandes rasgos

La glándula de la tiroides produce la hormona maestra del metabolismo que controla —todas— las funciones de tu cuerpo. Literalmente determina la velocidad y la calidad de cada actividad en tu organismo. Mejora tu humor, tu piel, pelo, uñas, tu libido, la función de tu corazón, la fertilidad, así como todos los síntomas de tipo hormonal, desde síndrome premenstrual hasta menopausia, entre otras cosas.

Lo que favorece al funcionamiento de la tiroides

Tu estilo de vida es muy importante: ejercicio, alimentación, sueño, nivel de estrés, suplementos vitamínicos, uso de saunas o baño de vapor para eliminar toxinas del cuerpo.

La producción de la hormona tiroidea requiere de tirosina, un aminoácido que proviene de la proteína que comemos, del yodo de las algas marinas y del pescado, así como del selenio que se encuentra en las nueces de Brasil, en el callo de hacha y el arenque ahumado. Favorecen todas las frutas y vegetales, en especial de hoja verde, semillas y frijoles.

Las vitaminas A y D son críticas para el buen funcionamiento de la tiroides, así como los omega 3, selenio, zinc y el grupo de vitaminas B.

Lo que no favorece

Trata de eliminar de tu dieta estos productos, que no sólo afectan tu tiroides sino a tu salud general: alimentos procesados, lácteos, endulzantes artificiales, azúcar, grasas trans, productos que contengan gluten, cualquier cosa que venga en una cajita, empaque o lata, y cualquier producto cuyos ingredientes sean impronunciables.

Sin importar el género o la edad que tengas, consulta a tu doctor y, ¿por qué no?, revisa si no eres víctima de la epidemia escondida: hipotiroidismo.

3. Ordena tu exterior

¿Qué tan ordenada tienes tu casa, tu oficina, tus cajones, tus papeles? Alguna vez escuché, con un poco de incredulidad, que el grado de orden que tenemos en nuestro entorno es un reflejo fiel de nuestro orden mental. Sin buscarlo ni procurarlo, me he dado cuenta de cuán cierto es. Te platico.

El desorden nos roba energía y vida. La desorganización y la acumulación de objetos en el fondo del cajón son como un mecanismo por el cual las cosas desaparecen de nuestra mente consciente, pero en el inconsciente nos producen un tipo de estrés que pesa y mina nuestra energía.

Muchas veces guardar toda clase de objetos representa un pasado que no dejamos ir. Para algunos, el guardar cuanta chiva encontramos se convierte en una frazada de seguridad. Inconscientemente llenamos nuestra casa de cosas, posesiones, adornos, quizá para no sentirnos solos. Lo cierto es que el exterior es un reflejo de nuestro interior, de nuestro estado de ánimo. ¿Quién puede vivir en paz con una mente llena de pendientes o desordenada?

Como a mucha gente le sucede, el ritmo de la vida diaria con frecuencia no me permite dedicar tiempo a ordenar mis cosas.

Un día, debido a la solicitud de una amiga que abriría una biblioteca en una comunidad ladrillera, empecé a depurar mis libros, los cuales —lo digo sin exagerar— suman más de dos mil títulos. Fue una odisea sacar uno por uno, evaluarlo y decidir su permanencia.

Orden afuera = orden adentro

Una vez iniciada la tarea, lo que sucedió en mi interior fue algo liberador. A pesar de tener una agenda llena, nada me importaba más que continuar con esa limpieza.

Regalé más de mil libros, limpiamos estantes, recatalogamos y numeramos cada uno de los que volvieron a su lugar. Saqué, desempolvé, tiré y cambié todo cuanto estaba en mi estudio. ¡Qué delicia! Por supuesto seguí con otras áreas de la casa. Te puedo asegurar que con cada espacio que liberaba, dentro de mí sucedía lo mismo. Hoy siento más amplitud, más orden y más aire en mi mente. Por supuesto, todo lo anterior resulta en una mayor reserva de energía mental y emocional Desechar, renovar, tirar, cambiar, ha sido renacer. Y se siente muy bien.

Para avanzar, crecer, recargar tu energía y aminorar el estrés, necesitas hacer limpia de tu espacio interior y exterior, para hacerle un lugar al futuro. Cuando lo haces, cuando organizas el clóset o el escritorio, mágicamente la sensación de ligereza y orden en tu mente es maravillosa. Compruébalo.

Ojo: es una guerra

No es fácil, en realidad, es una guerra. ¡El mundo nos invade de cachivaches! Todos los días llega correo que no nos interesa. Nos llegan cuentas que tenemos que poner en un lugar hasta que las paguemos. Las cosas se desgastan, se rompen y hay que reponerlas. La ropa se encoge, se le caen los botones o pasa de moda. El periódico quizá llega diario. Y si no le ponemos un control, todo esto va invadiendo nuestras vidas y afecta nuestra energía.

De acuerdo con Bonnie Davis, autora de *The Power of Decluttering*, el desorden tiene muchas consecuencias: provoca cansancio, impacta al peso corporal, nos ata a vivir en el pasado, a poner pausa a la vida, induce un sentimiento de culpa y vergüenza, agrega confusión innecesaria, afecta la manera en que la gente nos trata y el respeto que nos tiene, induce o aumenta las probabilidades de una depresión y causa desarmonía en la familia y entre amigos o compañeros de trabajo.

Siete razones por las que acumulamos

1. Inseguridad

El temor puede ser la raíz de todo. Hay personas que guardan lo que sea por miedo a la escasez, a que no habrá más en un futuro. Se aferran a las cosas aunque estén rotas o descompuestas. No desperdician nada. No vaya a hacer falta. Seamos honestos, ¿en verdad vas a pegar ese florero? ¿Sabes dónde está el *Crazy*? Y, si lo encuentras, ¿sirve? No es el florero, es el temor a no volver a tener otro.

2. Desamor

A veces nos llenamos de cosas para sustituir la carencia de amor, una soledad ya sea de ahora o de antaño. Seamos realistas: las cosas no nos quieren, sólo las personas. Ni el osito de peluche sin ojo te quiere. Representa el amor de alguien que te lo dio. ¿Por qué no llevar ese amor en el corazón y enterrar al oso?

3. Sentirse menos

Podemos sentir que no somos tan buenos, guapos, inteligentes como otras personas, así que llenamos la vida de cosas que nos hacen sentir mejor. Si hiciéramos un inventario de todas nuestras posesiones y lo trajéramos en la bolsa, ¿crees que valdríamos más?

4. "Por si"

Nos enseñaron que hay que ahorrar. ¿Qué tal si perdemos la chamba? ¿Y si hay otra crisis? ¿Si el cielo se cae? Esos "por si" nos impiden gozar plenamente hoy. Nos aferran al pasado. Deshazte de lo que no quieres, para dar espacio a lo que sí quieres.

5. Culpa

Es chistoso. Sentimos culpa por todo lo acumulado y sentimos culpa si lo tiramos. Decídete y dona cosas como esa mona fea que te trajo la tía Tita de su viaje. ¿La quieres menos? No, así que, *pa'fuera* sin piedad.

6. Indecisión

Hay quienes posponen asuntos, cuentas, todo. Los guardan sin resolver y esperan que algo mágico pase. Y ahí se quedan.

7. Falta de tiempo

Esa trampa. Casi siempre es falta de organización, de no saber establecer prioridades o, tal vez, te distraes con otras cosas o evades fácilmente.

Es muy cierta la frase de Bertolt Brecht: "La crisis se produce cuando lo viejo no acaba de morir y cuando lo nuevo no acaba de nacer."

¿Cómo organizar?

Un día antes compra una buena cantidad de bolsas de basura, cajas de cartón, folders, etcétera. Toma una foto de cada área que vas a limpiar, para que cuando esté ordenado, te sientas muy orgulloso. Ponte ropa cómoda y ¡ármate de paciencia! Esto es más que hacer limpieza, es subirse a una montaña rusa de emociones, porque es probable que te encuentres con fantasmas del pasado, recuerdos de momentos mara-villosos, oportunidades que se fueron, proyectos que nunca concluiste, o recuerdos de un ser querido que ya no está contigo. El pasado ya se fue, no podemos dejar que gobierne nuestras vidas.

Aquí te presento algunos consejos para ordenar de manera efectiva.

1. Comienza poco a poco

No trates de limpiar tu casa u oficina en un día. Elige un mueble y ve de cajón en cajón. Al vaciarlo, separa en cajas lo que te sirve, lo que vas a regalar y lo que vas a tirar.

2. Separa

Si te encuentras con fotos o cartas que te invitan a leerlas, ponlas en una caja para verlas después, porque si te detienes en cada una te tardarás horas.

3. ¿Sirve?

Con cada cosa pregúntate: "¿Lo he usado en el último año, lo volveré a usar?" Y decide sin piedad. Verás que sucede como con el ejercicio: al principio cuesta trabajo y después es delicioso.

4. Establece un límite

Dedica una hora, dos o las que quieras por día, para que no te aburras, te agotes y te desanimes para continuar o volver a hacerlo.

Comprueba cómo al fortalecer tu resiliencia, al equilibrar tus niveles de hormonas y al crear orden en todo lo que te rodea, sentirás más energía, que finalmente es lo que nos hace sentir vivos, y mientras esto suceda, siempre serás una persona joven.

Encontrarás que la sensación de espacio y libertad se vuelve adictiva. Decídete. El exterior refleja nuestro interior.

RECUERDA

- La energía constituye todo lo que existe en el universo, incluidos los seres humanos.
- La energía en expansión, a nivel personal, genera una sensación de bienestar y plenitud, la energía en contracción genera malestar.
- La resiliencia, las hormonas y el orden exterior inciden en la expansión o la contracción de la energía.
- La resiliencia es la capacidad interna para responder a los problemas de la mejor forma posible.
- La energía interior debe estar equilibrada en las cuatro áreas que nos conforman: física, mental, emocional y espiritual.
- La energía incrementa la resiliencia y la resiliencia incrementa la energía.
- Las hormonas son el secreto de la eterna juventud.
- Las hormonas "bioidénticas" son una réplica exacta de las que tu cuerpo produce y son indicadas tanto para hombres como para mujeres.
- La vitamina D ayuda a elevar las defensas e incrementa tus niveles de energía.
- El orden exterior favorece el orden y la armonía interior.

Secreto 7

GENERA OXITOCINA

Aprecia una y otra vez, de manera fresca e inocente, lo básico
y bueno de la vida, con asombro, placer, admiración y aun con éxtasis,
sin importar qué tan desgastadas estén en otros estas experiencias.
ABRAHAM MASLOW

A mayor oxitocina, mayor felicidad

Treinta minutos bastan para despedirnos con una sensación cálida en el alma que nutre, reconforta y une. Una vez a la semana al término de la clase de yoga, algunos compañeros solemos ir al cafecito de enfrente para convivir, dadas las actividades matutinas de todos, un máximo de media hora. ¿A qué se debe dicha sensación que abraza?

Los amigos y la familia son un factor importante, no sólo en nuestra calidad de vida, sino también en la cantidad de años que vivimos. De acuerdo con la neurociencia, reunirnos con personas que nos agradan provoca que nuestro sistema segregue toda clase de hormonas que nos llenan de vida y energía y, en especial, nuestro organismo libera una hormona conocida como la "hormona del amor" u "hormona social": la oxitocina.

Estudios de la Universidad de Stanford, dirigidos por el doctor Robert Malenka, descubrieron que esta hormona se une a los receptores que liberan serotonina y ambas inducen estados de felicidad, como si juntas bailaran una hermosa melodía. Las personas con más oxitocina son más felices porque se relacionan mejor con las personas. En cambio, los estándares morales de ellas decaen cuando les falta dicha hormona.

La primera vez que escuché algo sobre esta hormona, como muchas mamás, fue en el ginecólogo, en el momento en que mis tres hijos nacieron. La secreción de oxitocina estimula el parto y es la que provoca la afiliación tan estrecha que se da entre mamá y bebé. De hecho, es el pegamento social que une a familias, comunidades y sociedades. Biológicamente estamos hechos para buscar la convivencia y la unión social y necesitamos de los otros para crecer.

Oxitocina a voluntad

¿Te imaginas poder generar de manera consciente y a voluntad esta hormona que nos hace felices? Además, de forma inmediata. ¿Qué pasaría? Por supuesto nos sentiríamos mejor, nuestras relaciones serían más nutritivas y sanas, nuestra salud estaría en óptimas condiciones y tendríamos una vida sexual más activa. Pero además, esta hormona oxitocina, que se produce en el cerebro y en la sangre, es la que provoca que la fidelidad de la pareja aumente, que seamos más generosos, más abiertos, más empáticos y que confiemos más en los demás.

Si bien lo anterior suena como a un experimento tomado del libro *Un mundo feliz* de Aldous Huxley, es una realidad. Una buena plática o una salida periódica con los amigos quizás sea más efectiva que cualquier medicina; es un mecanismo de supervivencia muy importante que ayuda a mantener nuestra salud física y mental. De hecho es tan necesario como dormir, hacer ejercicio o comer bien, esto lo afirma The Longevity Project, un estudio realizado durante ocho décadas por los doctores y científicos Howard Friedman y Leslie Martin, quienes comentan: "Las relaciones sociales son el primer lugar en el que debemos buscar si queremos mejorar nuestra salud e incrementar la longevidad."

Entre más feliz eres, el mundo se vuelve un mejor lugar para vivir. ¿Por qué? Porque además de los beneficios personales que ya vimos, se ha demostrado que los ingresos y la economía de un país también se elevarían notoriamente. Todo lo anterior lo sabemos gracias a los estudios del neuroeconomista, Paul J. Zak, de Claremont Graduate University, después de diez años de realizar experimentos sobre dicha hormona publicados en su libro *La molécula moral*.

"¿Qué tiene que ver la felicidad con la economía?", te preguntarás. Mucho, la confianza es la clave, pues el hecho de confiar más en los demás provoca que haya más negocios, mayor progreso, mejores gobiernos, más abundancia, mejor infraestructura y demás. Lo anterior crea un círculo virtuoso: Zak demostró al incrementar la oxitocina en un grupo de personas mediante un inhalador nasal, que entre más dinero recibe una persona, más altos son sus niveles de oxitocina y más generosa se vuelve.

Y ¿qué sucede cuando no liberamos oxitocina de manera adecuada? Pues nada, que sin esta hormona, las personas viviríamos más estresadas, el nivel de corrupción aumentaría, nuestros estándares morales decaerían, tendríamos conductas como las de un psicópata y muy probablemente desconoceríamos nuestros lazos afectivos. Y, por cierto, el estrés es una de las causas que más inhibe esta hormona.

Lo asombroso es que Zak descubrió y comprobó científicamente, por primera vez, que la oxitocina también es la responsable de que busquemos conectarnos a Facebook o Twitter y demás redes sociales; ya que al crear conexión, dispara la producción de la hormona del bienestar, la oxitocina, de la misma manera que si estuvieras interactuando directamente con tus seguidores.

¿Dónde obtenerla?

Enamórate, ten relaciones sexuales, da ocho abrazos al día —aun a extraños—, date un masaje, ve una buena película de contenido emocional, canta, medita, reza, baila con tu pareja, comparte una aventura emocionante, sal a caminar con alguien, convive con tus amigos, da mucho amor y por último... conéctate a las redes sociales.

Una conversación incómoda, pero necesaria

Lo que es la vida: la única de las cuatro hermanas con la que nunca se había llevado era la única que le podía salvar la vida.

Susan, una mujer con cáncer en la médula ósea, requería de un trasplante y, sin las células madre de su hermana Elizabeth Lesser, sus posibilidades de sobrevivir eran ínfimas.

Irónicamente, desde la infancia habían tenido una relación problemática; discusiones, pleitos y juicios mutuos era lo que predominaba entre ellas, por lo que en su vida adulta evitaban el contacto más allá de las reuniones familiares y protocolarias.

El doctor las miró a las dos sentadas frente a él y con los resultados en la mano, sin saber nada sobre su historia, les comentó que a pesar de los esfuerzos médicos, era muy probable que las células madre de Elizabeth fueran rechazadas y no se adaptaran al entrar a la médula de Susan. Y que, a su vez, la médula de Susan pelearía para defenderse de las células invasoras de su hermana.

Por lo tanto, para preparar el trasplante, era necesario que las dos se prepararan; tenían que llevar el organismo de Susan a un punto en donde sus defensas estuvieran al mínimo.

"Rechazo, pleito, defensa", las palabras del médico quedaron resonando en la mente de Elizabeth. Esas tres palabras eran el reflejo preciso de su relación.

Al salir de la consulta, Elizabeth –una mujer con mucho trabajo espiritual y autora de varios libros– se dio cuenta de que energéticamente ese distanciamiento y rechazo entre ambas se reflejaría en el trasplante.

La otra preparación que requerían las dos tenía que ocurrir en un nivel espiritual. Así que invitó a su hermana a tomar un café y tener esa conversación incómoda por años pospuesta.

En una entrevista que realizó Eckhart Tolle, frente a un grupo de personas, dentro de las cuales nos encontrábamos mi esposo y yo, cuenta Elizabeth que lo primero que se le ocurrió narrarle a su hermana fue la leyenda zen que Tolle narra en su libro *La nueva tierra*, que a continuación parafraseo:

Dos monjes, uno viejo y el otro joven, caminaban por el campo mientras se dirigían a su monasterio. En el camino encontraron a una bella mujer que no podía cruzar el río. Sin pensarlo, el monje viejo cargó a la mujer y cruzó con ella en sus brazos para depositarla en la ribera opuesta y continuar su camino. El joven indignado no podía creer lo que había presenciado.

Después de unas horas de caminar en silencio, el monje no resistió y le dijo al maestro: "Maestro, si sabes que tenemos votos de castidad y nos es prohibido tocar a una mujer, ¿cómo pudiste cargar allá atrás a esa señora?" A lo que el maestro contestó: "A esa mujer yo la dejé en la ribera del río, en cambio, tú la sigues cargando después de cuatro kilómetros."

Este cuento sirvió a Elizabeth para abordar temas y rencores archivados en la memoria del cuerpo, que ambas hermanas seguían cargando y que tenían que depurar.

La plática se convirtió en un evento amoroso, lleno de ternura y de anécdotas en común, en el que desapareció cualquier vestigio de desencuentro. Cuánto lamentaban las dos no haber tenido el valor y la humildad para abrir el corazón años atrás. Cuánto tiempo desperdiciado. Cuánto dolor acumulado.

Gracias a esa conversación incómoda, las dos entraron a la operación lo mejor preparadas física, mental y espiritualmente. Han pasado dos años del trasplante y ambas se encuentran mejor que nunca.

¿Por qué no propiciar esa conversación incómoda que todos tenemos pendiente con alguien, para liberarnos de ese bagaje que cargamos? Las buenas relaciones nos dan salud y vida.

¿Qué hace una buena vida?

¿Te has preguntado qué nos mantiene sanos y felices a lo largo de la vida? Quizá te sorprenda la respuesta que nos da el estudio más amplio jamás realizado sobre el tema.

"¿Cuáles son las metas más importantes en tu vida?" Fue la pregunta que el Harvard Study of Adult Development planteó a un grupo de millenials. Una gran parte del grupo respondió: "Ser rico", y otra parte también considerable agregó: "Ser famoso."

Sin duda, estas respuestas reflejan lo que implícitamente la sociedad refuerza y premia: trabajar hasta el cansancio para conseguir más de todo, como una fórmula para tener éxito, reconocimiento y una vida mejor, ¿cierto?

Curiosamente, la misma tarde que vi la plática en Ted sobre este tema, pude comprobar lo arraigada que tenemos esa idea.

¿Qué agradeces del año viejo y qué deseas para el año nuevo? Niños, jóvenes y adultos —28 en total— escribimos las respuestas con un plumón indeleble sobre las conchas que habíamos conseguido aquel 31 de diciembre del año que terminaba. En silencio, familia y amigos, tomados de las manos, escuchamos el sonido de las olas durante ese último atardecer del año, para agradecer mentalmente y luego lanzar las conchas de los deseos lo más lejos posible.

Dos días después, mientras mi hija y yo caminábamos por la playa, encontramos una de las conchas lanzadas al mar y que el oleaje había devuelto a la orilla, decía: "Dinero." Ahora pienso que tal vez al mar no le gustó la inscripción. La volvimos a arrojar sin decir nada, sin embargo, este suceso motivó en mí algunas reflexiones.

La plática de Ted expone los resultados obtenidos por la Universidad de Harvard tras 75 años de estudio. ¿Qué enriquece una vida? ¿Qué nos mantiene felices y sanos?

En la investigación se siguió la vida de 724 personas desde su adolescencia, en los años cuarenta. Era un grupo formado por individuos con diversos niveles económicos y académicos, diferentes profesiones y actividades. Año tras año se les realizaron análisis de sangre, entrevistas con ellos, con sus médicos y familiares. Hoy sobreviven y participan 60 personas que se encuentran en sus noventa años, sanas y felices, acompañadas por miles de páginas de estudios.

La conclusión es contundente: las buenas relaciones son las que nos mantienen sanos y felices. Una vida de calidad no la da el dinero, la fama ni trabajar mucho. Al revisar los expedientes de cuando todos tenían 50 años, llegaron a la conclusión de que tampoco fueron los niveles de colesterol los que perfilaron la manera en que envejecieron. Los resultados generales son los siguientes:

1. Quienes están conectados con su familia, amigos o comunidad, son físicamente más sanos, más longevos y más felices. Sentirse solo, acelera el deterioro, afecta la salud del cuerpo, de la memoria y del cerebro.

2. Lo que importa no es el número de amigos o si tienes o no pareja, sino la calidad de las relaciones. Las parejas que afirmaron llevarse muy bien se mantuvieron contentas y estables en momentos de dolor. En cambio, las personas con matrimonios conflictivos o que vivieron con poco cariño, durante el sufrimiento se intensificó el dolor y la amargura en los días difíciles, vieron deteriorada su salud más rápido y los momentos de tensión fueron más tóxicos para el cuerpo y la mente, que el estrés de un divorcio.

3. Los que en sus años cincuenta fueron más felices en sus relaciones de pareja –lo que no significa que estuvieran libres de problemas o discusiones– se convirtieron en los octogenarios más sanos, satisfechos y con mejor memoria.

Aunque estos resultados ya los sospechábamos, el estudio lo confirma: las buenas relaciones nos generan esa hormona que sin duda nos prolonga la vida, la salud y el bienestar: la oxitocina.

RECUERDA

- El contacto con la familia y los amigos favorece la secreción de la hormona del amor: la oxitocina.
- La oxitocina y la serotonina son un combo generador de felicidad.
- Los niveles altos de oxitocina le vuelve más sociable.
- La oxitocina estimula el parto y crea el fuerte vínculo entre la madre y el hijo.
- La fidelidad, la generosidad, la empatía y la confianza también se relacionan con los niveles de oxitocina.
- Las relaciones sociales armónicas y positivas inciden en tu salud y longevidad.
- La falta de oxitocina te genera estrés, cansancio, malestar, enfermedad y envejecimiento.
- Generas oxitocina cuando experimentas momentos, situaciones, emociones o pensamientos de conexión y amor.
- Sentirse solo acelera el deterioro, afecta la salud del cuerpo, la memoria y el cerebro.
- Las buenas relaciones son las que nos mantienen felices y sanos.

Secreto 8

PONTE LOS TENIS

No siempre amo el ejercicio;
pero lo que siempre amo es el resultado.
ANÓNIMO

El nuevo atractivo: estar fuerte

"Hay que hacer ejercicio aunque sea para brazos, porque cuando alguien te saluda y los toca de manera casual, piensa que como están tus brazos, estás toda." Cómo nos reímos y bromeamos mis amigas y yo al escuchar esta frase cargada de ironía pero muy cierta, que se aplica tanto a hombres como a mujeres.

Cuando por alguna circunstancia tomas a alguien por el brazo, o la tocas con las yemas de los dedos —en las que tenemos millones de receptores que envían información al cerebro—, nos percatamos de su tono muscular, fortaleza, edad, condición física, amén de darnos una idea de la disciplina o falta de ella que la persona tiene para hacer ejercicio.

145

No hay duda de que estar fuerte es el nuevo atractivo sexual. Si bien milenariamente ésta ha sido una característica masculina y muchas mujeres la consideran *sexy*, los estudios muestran que un hombre con músculos marcados —sin exagerar— simboliza para la mujer la supervivencia de ella y de los suyos, capacidad de respuesta ante un peligro, acción, protección y movimientos ágiles en caso de que sea necesario. Por lo que evolutivamente es un atractivo irresistible. Y a la inversa, sucede lo mismo en la mente de los hombres.

Hombres y mujeres hemos incorporado rutinas de resistencia, de fuerza y de peso a nuestros ejercicios diarios. Si bien lo hacemos para lucir bien, es lo mejor para nuestros huesos, músculos y salud en general. Cualquier movimiento que ponga una presión sana en ellos puede prevenir la osteopenia o la osteoporosis, que no son más que la pérdida de densidad ósea, la primera menos severa que la segunda, pero en ambas el hueso se vuelve más poroso, lo que en un futuro puede causar serios problemas, en especial a las mujeres.

Trabajar con el cuerpo en armonía en algún tipo de ejercicio de alto impacto ayuda a construir hueso y músculo, ya sea brincar, escalar o salir de excursión. También son beneficiosos los ejercicios funcionales, como el *crossfit* —que empezó como un entrenamiento para policías que mezcla pesas, atletismo, gimnasia y resistencia—, la yoga tipo Asthanga, el pilates o el box. Aunque hay que tener cuidado con el *crossfit* y no dejarnos llevar por la adrenalina que produce el grupo y el momento, ya que es fácil lastimarse las articulaciones. Siempre escucha a tu cuerpo cuando te diga "ya basta", "ya me cansé" y evita doblegarlo más allá de lo que resiste. El ejercicio se tiene que incrementar poco a poco, sin vanidad y conscientemente.

Con estos ejercicios se trabajan diferentes aspectos, como la resistencia cardiovascular y respiratoria, resistencia muscular, fuerza, flexibilidad, potencia, velocidad, agilidad, psicomotricidad, equilibrio, y precisión, que estimulan todos los sistemas de tu organismo.

¿Qué es sarcopenia?

Además de darnos todo lo anterior, el ejercicio de fuerza y resistencia nos ayuda a conservar la masa muscular. ¿Sabías que si eres una persona sedentaria, entre los 20 y los 30 años de edad puedes comenzar a perder masa muscular? A esto se le llama *sarcopenia*, palabra de origen griego cuyo significado es horrible: "carne pobre". Cuando eres joven ni lo notas, pero con el paso de los años el cuerpo empieza a cambiar y no siempre para bien. Puede acumular más grasa —por lo general, en la parte central del cuerpo—, al mismo tiempo que pierde tejido muscular. Es decir, se invierten los pesos, lo que antes era músculo, se vuelve grasa. Lo curioso es que no lo detectamos porque la báscula sigue marcando los mismos kilos que solíamos tener y la ropa nos sigue quedando.

Claro, cuando llegamos a los 50 o los 60 años de edad, si antes no hiciste algo para prevenir la sarcopenia, el remedio se vuelve un poco más complicado. ¿Cuál es el riesgo? Pues que al no tener masa muscular, los huesos se vuelven débiles, quedan desprotegidos, pierdes equilibrio, no tienes fuerza en las extremidades para responder a una caída, por ejemplo. Todo esto acelera el proceso de envejecimiento e impide que en un futuro seas una persona independiente, lo que me parece algo terrible.

Es bueno adquirir tono y fuerza muscular, sin exageración, ya sea con el levantamiento de pesas, que además de que te hace ver y sentir más atractivo, te ayuda a deshacerte de la grasa rebelde, te ayuda a eliminar el estrés, a evitar enfermedades de corazón y el cáncer, fortalece huesos, tendones y articulaciones, además de mejorar tu postura y moldear tu figura como ningún otro ejercicio lo logra. Y por si fuera poco, estimula millones de neuroconexiones que nos dan habilidades para la vida diaria. Todo lo anterior, por supuesto, colabora a que tu autoestima crezca enormemente.

Es importante practicarlo bajo la supervisión de un entrenador dos o tres veces por semana, para permitir que los músculos se recuperen.

El momento es ahora

Nunca es tarde para transformar tu cuerpo. No hay límite de edad para adquirir flexibilidad y tono muscular. El cuerpo es asombrosamente noble, y si bien, en cuanto lo empieces a trabajar tendrás un reclamo de parte de cada célula que no ha estado acostumbrada a que te ejercites, es decir, te dolerá todo. Después de 15 días tus sistemas comenzarán a sentir los beneficios y te lo agradecerán enormemente. La forma de percibirlo es que sentirás un bienestar incomparable.

En verdad, la satisfacción que te proporciona el ejercicio a nivel emocional y mental es invaluable. Si no lo has hecho todavía, comienza ya. Lo dicho: el nuevo atractivo es estar fuerte y, la clave, una vez más: persistir.

Haz ejercicio: alarga la vida

Investigadores de King's College en Londres vieron la longitud de los telómeros de las células —que mencionamos al principio del libro— en los glóbulos blancos de varios pares de gemelos. Algunos de los participantes eran muy activos, mientras que sus hermanos gemelos eran mucho más pasivos. Los resultados del estudio publicados en el *Washington Post* y realizados a 2400 gemelos mostraron que, el largo de las telómeros también estaba relacionado con la actividad: entre más activa sea la persona, más largos serán los telórneros. La diferencia entre ambos era como de cuatro años de vida. Misma genética, diferentes resultados.

Hacer ejercicio es un acto de amor propio. Hemos mencionado algunos de sus muchos beneficios, por lo que si te quieres ver y sentir muy bien el ejercicio no es negociable. Sin embargo, aún lo bueno puede llegar a ser demasiado. Contrario a lo que nos han inculcado, nuevos descubrimientos revelan que si el ejercicio es exhaustivo, produce efectos contrarios a los deseados y acelera el proceso de deterioro físico.

Sin exagerar

Si eres una persona sedentaria, este tema quizás te parezca la justificación perfecta para continuar así. En cambio, si practicas ejercicio como fundamentalista religioso, es probable que rechaces por completo estas aseveraciones. No obstante, te pido no tomes a la ligera esta información, pues los estudios sobre esta materia avanzan y considero que hay que estar enterados.

"Todos los días hago tres horas de ejercicio: corro, uso la escaladora, la elíptica, a veces nado o tomo una clase de bici", me comentó una joven, con la que coincidí en el gimnasio, mientras estirábamos los músculos.

"¿Y trabajas?", le pregunté.

"Sí, trabajo en una empresa, estoy casada y tengo dos niños."

"¿Y te da tiempo de todo?", insistí sorprendida.

"Claro, diario llego a las seis de la mañana; además corro maratones, soy triatlonista y ya hice un Ironman", me respondió muy tranquila y orgullosa.

Me quedé sin habla. No supe distinguir si escucharla me causó envidia, admiración o compasión. Aunque el límite de lo que se puede lograr es distinto, único e individual para cada persona, habría que reconsiderar ciertos puntos.

La clave para que el ejercicio te mantenga joven parece estar en una palabra: *moderación.*

Investigadores de Dinamarca publicaron un estudio en el *Journal of the American College of Cardiology,* en el que afirman que las personas que someten su cuerpo a un rendimiento extremo, en esencia, deshacen los beneficios del ejercicio. Se comprobó que quienes corrían a paso acelerado más de cuatro horas a la semana, tenían los mismos índices de mortalidad que aquellos que no hacían nada, ¡imagínate!, incluso sin diferencia de sexo o edad, sin importar si fumaban o no, o si tenían una historia de padecimientos del corazón o diabetes (*Time,* 2 de febrero de 2015).

Por lo tanto, hacer ejercicio es una vela de dos puntas, porque, por un lado, al practicarlo con moderación se fortalece el sistema inmunológico y se protege al cuerpo de los radicales libres, y, por el otro, cuando se vuelve obsesivo, provoca mayor daño al cuerpo por los radicales libres que se producen al haber un requerimiento mayor de oxígeno. Sin contar con el estrés al que se someten tendones, rodillas, ligamentos, músculos, huesos y piel.

Conclusión: mesura, como en todo.

La técnica más moderna y efectiva para hacer ejercicio

Si al subir escaleras sientes que te falta el aire, si caminar con paso acelerado te deja exhausto, si después de una sesión intensa en la recámara con tu pareja te deja como finalista de maratón, o un golpe emocional te tira en la cama, es señal de que tus reservas están bajas.

Todo lo anterior demanda energía. La capacidad de reserva que tengas es igual a la habilidad que tu corazón tiene para bombear más sangre de manera más rápida en momentos de estrés. Y para tus pulmones, esta capacidad de reserva le permite enfrentar el esfuerzo por ejemplo cuando corres, cuando levantas pesas o subes las escaleras.

Es por eso que muchas personas que no tienen reservas, bajo situaciones de estrés, les puede dar un infarto, o bien, enfermarse de neumonía en lugar de que el padecimiento se quede en una bronquitis, por ejemplo.

Al igual que ahorras en el banco y creas una reserva para cuando sea necesaria, es importante hacer lo mismo con tu cuerpo y evitar así el riesgo de quedarte en banca rota.

Hay varias formas de recargar las reservas de energía como el sueño, la alimentación y el ejercicio, de manera adecuada. Ahora quiero compartir contigo una técnica del doctor Al Sears, investigador en medicina antiedad del estado de Florida, que es muy fácil, rápida y efectiva.

La técnica PACE

Lo que me parece revolucionario de esta técnica es que se requieren sólo 12 minutos intensos para quemar centímetros en la cintura, fortalecer la estamina y elevar los niveles de reserva de energía en cuestión de semanas. Y, por supuesto, impacta el tamaño y la vitalidad de tus telómeros.

PACE es el acrónimo de Progressively Accelerating Cardiopulmonary Extertion, es decir, Esfuerzo Cardiopulmonar Progresivo Acelerado; y lo que propone es hacer intervalos cortos de ejercicio intenso seguidos por un descanso.

PACE es sencillo y divertido. Además, se puede aplicar a cualquier tipo de entrenamiento de tu preferencia como nadar, correr, brincar la cuerda o caminar de manera acelerada. Si eres miembro en un club o en un gimnasio, puedes aprovechar las bicicletas estacionarias o cualquier aparato para hacerlo.

Aquí te comparto un ejemplo del programa PACE de 12 minutos:

Set 1: un minuto de esfuerzo y un minuto de descanso.

Set 2: igual.

Set 3: igual, y así hasta llegar a los 12 minutos de ejercicio acelerado, que con los 12 minutos de descanso, en realidad son 24.

¿Fácil, no?

El reto es que ese minuto sea *realmente* de esfuerzo. La velocidad y la intensidad de tu trabajo te deben hacer sudar, pero tampoco impedirte completar los doce sets. Si eres nuevo en el ejercicio o te sientes bajo de condición, las primeras dos semanas tómalo con calma y ve a tu ritmo. Puedes hacer 30 segundos activos por 30 de descanso.

En los periodos de descanso, baja la intensidad y camina de forma relajada. Si eres una persona con buena condición física, puedes aumentar la intensidad o el tiempo activo y alternarlo con periodos más cortos de recuperación.

Practica PACE por lo menos tres veces a la semana y poco a poco aumenta el nivel de intensidad. Verás que con esta técnica, pronto construirás más energía, mejor condición física y sobre todo estarás fortaleciendo tu corazón y tu capacidad pulmonar. De verdad te lo recomiendo.

Los beneficios de PACE

I. Tasa metabólica

Conforme aumenta la edad, tu metabolismo se vuelve más lento. PACE estimula el metabolismo, es decir, ayuda a que la velocidad en que tu organismo utiliza la energía, aumente.

2. Densidad ósea

Una vez que cumples 35 años, tus huesos comienzan a perder densidad. Los ejercicios que soportan tu propio peso, como correr, subir escaleras, tenis, trotar o levantar pesas, ayudan a que tu cuerpo retenga masa ósea.

3. Quema grasa

Conforme acumulas años, tiendes a ganar más grasa corporal. Hacer de 12 a 20 minutos de PACE ayudará a quemarla de manera eficiente.

4. Factor de crecimiento

Con este método de intervalos cortos de esfuerzo intenso, puedes aumentar la producción de factor de crecimiento, lo que ayuda a estimular tus células para que estén más sanas.

5. Volumen pulmonar

Para aumentar tu capacidad pulmonar, requieres hacer ejercicio cardiovascular, al estilo PACE. Hacerlo por periodos prolongados e intensos sólo quema músculo.

6. Condición cardiaca

Practicar PACE entre 12 y 24 minutos de manera intensa y en intervalos aumenta tu reserva cardiaca.

Conclusión: invierte sólo 12 minutos activos, tres veces a la semana y tendrás mayor capacidad de reserva para cuando tu cuerpo la necesite. La técnica es sencilla además de divertida, ¿no crees?

¿Qué tan flexible eres?

Me encontraba en la clase de yoga y Alicia, nuestra maestra, decidió que sus alumnas practicaríamos una de las posturas más celosas en la disciplina: los arcos para atrás. En la vida diaria jamás practicamos esta postura, lo que hace a nuestra espalda rígida, con las consabidas consecuencias. Sobra decir que en la clase sólo se escuchaban diferentes formas de quejidos porque las posturas a todos nos estaban costando mucho trabajo. Al día siguiente, volvió a ponernos los mismos ejercicios. Fue sorprendente comprobar cómo la flexibilidad de todos en la clase había mejorado notoriamente; la clase fluyó en mucho mayor silencio.

Experimentar algo nuevo, no importa si se trata de una postura o una idea, es similar a cruzar un río helado de fuerte corriente. En el momento en que metes el pie, todo tu sistema se incomoda y te reclama dar paso atrás para regresar a la zona de confort. Sin embargo, si a pesar de la incomodidad, sumerges el segundo pie y avanzas hasta llegar a la otra orilla, experimentas un gran crecimiento en tu perspectiva de la vida.

Uno de los retos al hacer yoga no sólo es hacer más flexible tu cuerpo, sino tu cerebro. Quienes la practicamos sabemos que el primero en decir "no" antes de probar una nueva postura es el cerebro; no le gustan los territorios desconocidos. "No puedo", "está muy difícil", "me voy a lastimar", de inmediato te aconseja. Si te obligas a ignorar lo que la mente te dice y vences la barrera, es emocionante comprobar cómo el cuerpo obedece de inmediato y la satisfacción de ir conquistándonos es maravillosa. Porque eso es una conquista sobre la propia mente y sobre el cuerpo, lo que da como resultado mayor flexibilidad.

¿Por qué es importante ser flexible?

Porque además de que estarás más sano, cualquier objeto que es flexible es maleable y más fácil de adaptarse a las circunstancias. A esta cualidad, unos le llaman resiliencia, otros plasticidad, es decir, esa característica difícil de medir, para cambiar junto con las olas en lugar de ahogarte en ellas; tener la capacidad de ver el vaso medio lleno o de inventar recursos de la nada para salir adelante en cualquier situación.

De acuerdo al doctor Mark Hyman, en su libro *The Brain Solution*, el cerebro, de manera sorprendente, espejea la naturaleza de nuestros pensamientos, actitudes y creencias. Por ejemplo, una persona que es rígida e inflexible se verá reflejada en las células de su cerebro que, de igual manera, serán tiesas, rígidas y duras. Es decir, tendrán poca flexibilidad, capacidad de renovarse, de recordar y repararse. ¡No poca cosa!

"Lo anterior no es sólo una metáfora", afirma el doctor Hyman, el cerebro se hace más lento, pierde funciones que están relacionadas con tus pensamientos, creencias y actitudes acerca de ti y del mundo en el que vives. Y el cómo cada uno de nosotros responde a la vida, impacta en cómo nos sentimos, cómo envejecemos, en la salud en general y en especial en la del cerebro.

Por lo anterior, además de ponerte los tenis, te invito a practicar yoga. El cuerpo se convierte en una puerta para que la flexibilidad pueda llegar a tu cerebro también y así crear un círculo virtuoso: Tu mente afecta tu cuerpo, no son dos sistemas separados. Tu salud mental afecta tu salud física y esto, a su vez, afecta tu salud mental de regreso. Somos parte de un todo que llamamos universo.

Muchas de nuestras creencias, percepciones y conductas son aprendidas, las hemos imitado de nuestros padres, maestros o amigos. Pero está en nosotros, como adultos responsables, cuestionarnos si esa manera de ver la vida está abierta a lo desconocido, a nuevas ideas, a nuevas experiencias. Preguntarnos si estamos en el camino adecuado, si en realidad avanzo o me siento feliz. Toda creencia o conducta se puede desaprender. Ésa es la maravilla del poder que tenemos sólo la especie más evolucionada del planeta.

Ese sentir que tenemos la capacidad de sentarnos en el lugar del conductor, en lugar de ir sólo como pasajero, nos da un sentido de control sobre nuestra vida. Pues ese sentido, aunado a la misión que encontremos, así como la calidad en nuestras relaciones es lo que en su mayoría determina nuestra salud y bienestar.

Te invito a preguntarte, querido lector, lectora: "¿Qué tan flexible soy? ¿Qué tan abierto estoy a decirle sí a la vida? ¿A vivir nuevas experiencias? ¿A aventurarme por un nuevo camino en mis creencias? ¿Qué tan conectado estoy con los míos? ¿Qué le da sentido a mi vida?" Las respuestas a estas preguntas definen lo más importante: ¿Quién eres? Vale la pena tomarnos unos minutos para, incluso, escribir las respuestas. ¿Cuándo nos damos tiempo? Me parece que hacerlo ayuda mucho en nuestro crecimiento interior y autoconocimiento.

RECUERDA

- El ejercicio es fundamental para construir hueso y músculo.
- La sarcopenia es la pérdida de masa muscular a causa de la inactividad.
- El músculo tiende a convertirse en grasa con el paso de los años, por lo que necesitas hacer ejercicio.
- La pérdida de masa muscular afecta la estabilidad, la fortaleza y el funcionamiento de tus huesos.
- Las pesas son un ejercicio muy útil para adquirir tono y fuerza muscular, así como para tu salud y tu autoimagen.
- El cuerpo es adaptable y puede beneficiarse y restaurarse gracias al ejercicio, sin importar la edad.
- El ejercicio promueve la generación de endorfinas y, por tanto, la sensación de bienestar y felicidad.
- El ejercicio ayuda a incrementar la longitud de los telómeros lo que, como ya vimos, se traduce en más tiempo y calidad de vida.
- El ejercicio debe practicarse moderadamente pues, en exceso, perjudica la salud y promueve el deterioro físico.
- La capacidad de reserva que tengas es igual a la habilidad que tu corazón tiene para bombear más sangre de manera más rápida en momentos de estrés.

Secreto 9

EL MÁS SIMPLE Y EFECTIVO: DUERME

Y todos los días, el mundo te jalará de la mano y te gritará:
"¡Esto es importante! Y ¡esto es importante!
¡Necesitas preocuparte por esto! ¡Y por esto! ¡Y por esto!"
Y cada día está en ti zafarte de un jalón, poner la mano
en el corazón y decir: "No. Esto es lo que es importante."

IAIN THOMAS

Dormir: tu mejor medicina

Leer el texto del escritor norteamericano Iain Thomas nos confronta y nos invita a reflexionar sobre lo que sí es importante. Dormir ocho horas, no te quede la menor duda, es la mejor medicina para tu salud, tu bienestar, tu humor, tu claridad mental y longevidad. Quizás también sea algo que no habías considerado y que te invito, querido lector o lectora, a convertirlo en tu prioridad.

Tuve el privilegio de asistir a la conferencia de la reconocida neurocientífica de la Universidad de Harvard, la doctora Jill Bolte Taylor, quien habló acerca de las maravillas del cerebro. Cuando más contundente fue durante su exposición, fue cuando nos lanzó la pregunta: ¿Quieres hacer algo para mejorar todas las funciones de tu cerebro? ¡DUERME! Así de sencillo.

159

Hoy todos los doctores concuerdan en que son cuatro las actividades que nos mantienen jóvenes: el ejercicio, la alimentación, el cuidado de la piel y el sueño. Dormir es esencial para estar sano en todos los sentidos. El ejército reparador del cuerpo trabaja de noche.

El cansancio y la falta de energía que sientes por las tardes son las formas en que tu cuerpo te avisa que requiere más horas de sueño. Hazle caso.

La falta de sueño, entre otras cosas, te predispone a muchas enfermedades que acortan la vida, una de ellas es la obesidad. Según afirma el doctor Ronald L. Kotler, experto en el tema, en su libro *20 Years Younger*, cuando no duermes bien, no sólo se afecta la capacidad para procesar el azúcar, también las hormonas que te hacen sentir hambre aumentan y disminuye la que te avisa que ya estás satisfecho. Como es de suponer, éste es el escenario ideal para subir de peso.

Además, los estudios demuestran que menos de seis horas de sueño por noche pueden incrementar el riesgo de infarto al corazón y la depresión. Sin contar con los accidentes de coche que se dan al año como consecuencia de conductores que se quedan dormidos. El doctor Rollin McCraty, director de investigación del HearthMath Institute, en una conferencia mostró estudios de cómo dejar de dormir o dormir muy poco durante una semana se equipara con estar absolutamente intoxicado con alguna sustancia. Tu capacidad para responder, reaccionar, discernir o pensar claramente se reduce al mínimo.

Dormir: el hábito menos valorado hoy

Dormir mejora notoriamente tu energía y tu semblante, además es el cambio más fácil, placentero y notorio que puedes hacer para obtener mayor calidad de vida. El doctor Michael Rozen, jefe de la Cleveland Clinic para el bienestar, comenta: "Dormir es el hábito menos valorado de salud", prácticamente todo en nuestra vida mejora con el simple hecho de dormir ocho horas.

Incluso hemos hecho del dormir poco un símbolo de ser muy trabajadores, "Yo sólo necesito cinco horas de sueño", presumimos Cuando la mayoría de los errores que el ser humano comete suelen deberse a un exceso de cansancio. "No existen los atletas del sueño", comentó McCraty, "no es cierto que hay personas que con sólo cinco horas de sueño se sienten bien; es una falacia".

La falta de sueño...

En 2013, un estudio realizado en ratones mostró que, durante el sueño, el cerebro limpia los desechos dañinos de proteínas que se construyen entre las células, por cierto, un proceso que puede disminuir el riesgo de Alzheimer. "Es como una lavadora", comenta el profesor en neurocirugía, Malken Nedergaard, de la Universidad de Rochester. Me gusta la analogía que hace al respecto y que Arianna Huffington expresa en su libro *Redefine el éxito*. "Imagina que dentro de tu cerebro tienes una fiesta, puedes entretener a los invitados o limpiar la casa, pero no puedes hacer las dos cosas al mismo tiempo." Y agrega: "El cerebro tiene energía limitada y en apariencia tiene que elegir entre dos funciones distintas: despierto y alerta o dormir y limpiar." Muchos de nosotros hemos entretenido mucho y limpiado poco. ¿No es cierto?

La gasolina del cerebro

La energía mental es la gasolina del cerebro. Entre más energía tienes, más creativo te vuelves, mejor puedes trabajar y por más tiempo.

Además de ser más productivo, más cooperador y tener mejor humor, lo que se asocia con entusiasmo, fuerza, actividad.

Si el ritmo de vida que llevas es desordenado, comes a deshoras y trasnochas, ya sea por diversión o por trabajo, tus hormonas se salen de ciclo y esto se refleja en todo, especialmente en tu sueño y tu lucidez. Por lo tanto, tus juicios, decisiones, humor y eficiencia se ven afectados. Además, durante el día te sientes con flojera, adormilado y de mal humor, lo que se relaciona con estados de ánimo como pereza, tristeza, hostilidad y estrés.

Por si fuera poco, de acuerdo con las estadísticas, los desvelados consumen un 15 por ciento más de alimentos que los que duermen ocho horas. Como al día siguiente se sienten cansados, buscan comida "reconfortante" alta en azúcares y carbohidratos, como donas, chocolates y galletas, para conseguir la energía que el sueño no les dio. Además, el cuerpo resiente la fatiga, y piensa "crisis a la vista". Entonces, comienza a almacenar grasa, por si acaso se necesita.

Por otro lado, investigadores de la Universidad de Chicago afirman que, con el sueño, las hormonas se estabilizan; producimos melatonina, el mejor antioxidante (menos melatonina, más radicales libres, igual a envejecer más rápido), se afecta el apetito, la fertilidad, la salud del cerebro y del corazón.

Estimula, también, la carga de la hormona de crecimiento necesaria para promover la creación de músculo y reducir la grasa.

Por si todo lo expuesto fuera poco, el buen sueño fortalece el sistema inmunológico y reduce los niveles de cortisol (la hormona del estrés). ¿Necesito decirte más para convencerte?

Cuando duermes ocho horas, tu energía y vitalidad aumentan; se quita esa nube de la mente que te impide pensar con claridad, además de las ojeras. Los niveles de insulina bajan y, sobre todo, ¡pierdes peso!

Es importante dormir con el cuarto totalmente oscuro. Aun la lucecita más pequeña impide que el cortisol baje. Así que, o cómprate un antifaz tipo diva de Hollywood, o tapa con una cinta adhesiva la luz del teléfono, computadora o despertador.

Al respecto, fueron increíbles los resultados de un estudio en el que pusieron a personas a dormir en un cuarto totalmente oscuro, con excepción de una mini luz que se les colocó debajo de las rodillas: el cortisol no bajó.

Para dormir bien, es fundamental el nivel en que se encuentren tus hormonas. Revisa cómo están, en especial si eres mujer. Un desajuste en ellas o mucho estrés puede ser la causa de no tener un sueño de calidad.

Te invito a que te propongas ordenar tu vida y trates de apagar la luz, máximo a las 10 de la noche; es cuestión de acostumbrarte y crear el hábito. Todas tus células te lo agradecerán.

Una siesta

Los expertos en sueño afirman que las personas que suelen tomar una pequeña siesta por la tarde —entre 10 y 20 minutos— disfrutan de una mejor salud mental y eficiencia que las personas que no lo hacen. Incluso la calidad de su sueño por las noches tiende también a ser mejor. En el único caso en que pueden ser contraproducentes es si éstas se vuelven demasiado largas.

Si no estás acostumbrado a tomar una siesta, te sugiero que sólo te recuestes un rato, sin hacer nada ni pensar en nada.

Asimismo, aquella creencia de que entre más grande esté la persona, menos horas de sueño necesita es un mito, nos dice Kotler. Un adulto necesita entre siete y nueve horas de sueño para sentirse fresco durante el día. El problema es que en ocasiones a mayor edad es más difícil es conciliar el sueño, y quizás se deba a alguna de estas tres razones, que son las que en mayor medida interrumpen el sueño:

Apnea de sueño

Se presenta a cualquier edad y la mayoría de las personas que la padecen no se atienden. Consiste en que una vez que estamos dormidos, a punto de entrar al sueño profundo, los músculos que controlan la entrada de aire se colapsan y obstruyen la respiración (de ahí el ronquido); pero conforme se angosta el paso del aire, el cerebro manda un mensaje para abrir los músculos, y al hacerlo se dispara la liberación de catecolaminas, las hormonas que preparan al cuerpo para atacar o huir de una situación de peligro. Esto no sólo interrumpe el sueño sino que aumenta el riesgo de hipertensión e infarto.

Menopausia o sudores nocturnos

Durante la menopausia, lo que con más frecuencia interrumpe el sueño de las mujeres son los bochornos, aunque sudar excesivamente por las noches también afecta a muchos hombres. Un médico puede ayudar a eliminar ambos problemas.

Reflujo gástrico

Procura cenar dos horas antes de acostarte o elevar tu cama de manera que quede más alta la cabeza que los pies. Evitará que azúcares y fluidos gástricos fluyan del estómago al esófago y lo irriten.

¿Despierto a media noche?

Pocos momentos tan frustrantes que despertar a las cuatro de la mañana para que la cabeza empiece a acumular todos los asuntos que se agolpan en una lista interminable de pendientes por resolver: "Tengo que hablarle a fulano", "No le he contestado el correo a mengana", "Acordarme de buscar la cita con el doctor", "¿Cerré bien la puerta de entrada?" Mientras en la cama das vueltas y vueltas, con el agravante de que, al día siguiente, tienes un día complicado de trabajo y tienes que estar lo más lúcido posible. La paradoja es que, entre más buscas dormirte, menos lo consigues.

Los expertos le llaman "insomnio de mantenimiento" y lo definen como quedarte despierto cuando te levantas para ir al baño o cuando despiertas porque se te cayó la cobija y te cuesta trabajo regresar al sueño. Esto se asocia con estrés temporal y dura sólo unos días o semanas, por lo general se presenta cuando tienes un problema o un proyecto importante que sacar adelante. El otro tipo de insomnio de mantenimiento es el crónico y puede durar meses o años, el cual se recomienda atender con un especialista.

De acuerdo con la National Sleep Foundation, un grupo de investigación no lucrativo en Estados Unidos, en algún momento llegamos a padecer el insomnio de mantenimiento hasta un tercio de la población. Además, las mujeres tenemos un 50 por ciento más de probabilidades de no poder dormir durante la noche que los hombres.

Bien que lo sé, por algunas noches en que me despierto con enorme envidia de ver a mi marido descansar y dormir plácidamente, mientras veo cómo las horas se vuelven lentas en mi reloj despertador. Claro, para quedarme dormida unos minutos antes —al menos así me parece— de que suene la alarma.

Si algún día experimentas insomnio de mantenimiento, lo mejor es relajarte y saber que simplemente has activado las ondas beta altas en tu cerebro, aquellas que utilizamos para trabajar, para estudiar o para resolver algún problema durante el día. Como sabes, las ondas cerebrales se relacionan con diferentes estados de conciencia.

Existen cuatro tipos importantes de ondas cerebrales: alfa, beta, theta y delta. Durante el insomnio la meta es regresarlas de beta a alfa, después a theta y finalmente a delta para tener un sueño reparador.

¿Cómo relajarte?

Aquí te comparto varios métodos de relajación que investigué para que pruebes cuál te funciona mejor.

1. Respira y expande tu diafragma

Inhala profundamente y enfócate en este músculo que se encuentra al fondo de tu caja torácica. De acuerdo con los expertos, esto estimula tu nervio vago, lo que activa tu sistema nervioso parasimpático y, a su vez, envía un mensaje a tu cerebro de relajación. Puedes practicarla en una posición sentada o acostada y colocar tu mano sobre el vientre para sentir cómo se sube con cada inhalación. "Esta acción inhibe la respuesta de atacar o huir, te calma y te hace sentir somnoliento", explica el profesor de psicología en la Universidad de San Francisco y fundador de la Academy of Cognitive Therapy.

2. Levántate de la cama

Es importante evitar asociar el colchón con un área de ansiedad o frustración, por lo que en lugar de quedarte acostado con la mente ocupada, es mejor levantarse, caminar un poco para estimular la circulación, lo que ayuda a relajar los músculos y a revertir la ansiedad. Después siéntate en algún sillón en otra área fuera de la recámara, prende un mínimo de luz que te permita leer y procura distraer tu mente con algo ligero, como una revista.

3. Anota y descarga tus pendientes

Cuando tengas un problema que te angustie, siéntate en silencio en otro cuarto y escribe todos los pendientes para el día siguiente. Date cuenta que en ese momento no puedes solucionar nada. Los expertos sugieren apuntar en algún papel todos los pendientes que tengas para descargar la preocupación o ansiedad de tener que recordarlos al día siguiente. Se trata de sacarte del carril de alta velocidad mental, por lo que imagina, como vimos en la meditación, que los pensamientos son nubes pasajeras que las observas y se van.

4. Lleva tu mente a pasear

Imagina que te transportas a algún lugar que te haya dado una sensación de paz, quizá una playa, caminar en el campo, la imagen de un río, nadar en una alberca o practicar una clase de yoga. En lo personal, me relaja imaginar que voy al espacio y que floto a la deriva como George Clooney en la película de *Gravity*.

5. Relajación muscular progresiva

Este método consiste en llevar tu atención a cada parte del cuerpo, comenzando por los pies, para tensar, sostener y relajar un par de veces. Después, sube poco a poco por pantorrillas, muslos y demás para repetir la misma operación hasta terminar en tu frente.

6. Escucha un sonido relajante

Los expertos recomiendan poner ocasionalmente un "sonido blanco", como le llaman, para que tu mente se enfoque y se distraiga. Se refieren a un sonido constante, que puede ser el de la lluvia o sonidos de la selva que encuentras en aplicaciones para dispositivos electrónicos como *Sleepmaker Rain* y que puedes bajar de forma gratuita.

Y si un día te quedas despierto a media noche, no te preocupes porque tampoco pasa nada.

Para tener un sueño reparador se recomienda:

1. Ser consistente. Procura acostarte y levantarte a la misma hora.

2. ¿Te has sentido tan cansado que no puedes conciliar el sueño? A la hora de acostarte procura no quedarte hasta las once viendo televisión –y menos los noticieros–; evita trabajar en la cama con la computadora, ipad, celular, etcétera, porque la luz de la pantalla de estos aparatos envía al cerebro el mensaje de mantenerse despierto. Evita, asimismo, tratar asuntos estresantes, cenar muy pesado o hacer ejercicio. Mejor crea un ambiente de poca luz y ten un ritual para antes de dormir, como preparar lo que te pondrás al día siguiente, tomar un baño con agua caliente o leer un libro en la cama.

3. Evita la nicotina, la cafeína y el alcohol. La cafeína puede permanecer en el cuerpo hasta 14 horas y, como sabes, es estimulante. El alcohol al principio puede relajarte, pero después exacerba las apneas y el ronquido. La nicotina disminuye el paso de oxígeno mientras duermes y su efecto estimulante puede mantenerte despierto.

5. Haz ejercicio. Por las mañanas, el ejercicio provoca la liberación de endorfinas, lo que afecta de manera positiva los niveles de serotonina; y ambas cosas reducen el estrés y promueven el sueño profundo.

6. Procura toda la comodidad. Hazte de un buen colchón y almohada, así como de un antifaz y tapones de oído, un ventilador en caso de que tengas calor, un cojín eléctrico o unos calcetines de noche, si padeces de frío. Procura tomar poca agua a partir de las seis de la tarde.

7. Paga tus deudas de sueño. Cuando ocasionalmente te desveles, toma una siesta o duerme más tiempo durante el fin de semana.

RECUERDA

- La mejor medicina para la salud y el secreto de la longevidad es dormir ocho horas diarias.
- Las actividades que te permitirán tener una vida óptima son: ejercicio, buena alimentación, cuidado de la piel y descanso.
- La falta de sueño te puede causar diversas enfermedades, entre ellas la obesidad.
- El riesgo de padecer depresión o ataques al corazón aumenta con la privación del sueño.
- Tu capacidad para responder, reaccionar, discernir o pensar claramente disminuye significativamente con la falta de sueño.
- El sueño permite al organismo realizar diversas funciones que le son imposibles en estado de vigilia.
- El momento de dormir es el que te permite descansar la mente y reabastecer su energía.
- La energía mental determina tu creatividad y calidad de pensamientos, por lo que impacta en tu vida.
- El sueño reparador te lleva a tener un estado de ánimo positivo y buen humor.
- Los desórdenes del sueño afectan el correcto funcionamiento de las hormonas.

Secreto 10

EL FACTOR INVISIBLE: ACTITUD

Jamás te des por vencido

Nadie antes lo había logrado. Desde 1950 muchos nadadores pro-
fesionales —hombres y mujeres— lo intentaron sin éxito. El reto era
cruzar a nado 166 kilómetros, en uno de los más peligrosos océanos:
la distancia entre Cuba y Florida.

Diana Nyad había querido hacerlo cuatro veces antes de lograrlo, cuando tenía treinta años menos. En aquellas ocasiones fracasó debido a la hipotermia, a las mareas adversas e impredecibles del Golfo,
a tormentas eléctricas y a la picadura del aguamala más venenosa que
hay, la llamada cubomedusa o avispa de mar. Pero todo lo anterior la
hizo más fuerte.

Después de estar tres décadas retirada del nado profesional, el sueño seguía vivo. Un día, al cumplir 60 años, la asaltaron pensamientos sobre el tiempo que le quedaba de vida y lo que haría con ese tiempo único y precioso para seguir adelante sin remordimientos. Estos cuestionamientos la llevaron a intentarlo por quinta vez a los 64 años de edad.

En el verano de 2013, los 35 miembros de su equipo de expertos en alto rendimiento, corrientes marinas, deporte, tiburones, médicos, así como Bony, su pareja y entrenador de toda la vida, le dijeron "es imposible, simplemente no se puede".

Sin embargo, Diana comenta en su plática para TED que Bony le dio valor para encarar el reto cuando la tomó por los hombros y le dijo: "Si decides hacer el viaje, yo estaré contigo hasta el final; juntas encontraremos el camino." "Más allá del ego y de la innegable ambición atlética, que siempre están presentes, había algo más profundo en mi alma que me llevó a hacerlo."

"Encuentra el camino" ha sido su mantra desde entonces. ¿Tienes sueños y obstáculos como todos? "Encuentra el camino, ninguno de nosotros se va de este mundo sin turbulencias, sin dolor en el corazón, sin momentos difíciles; pero si tienes fe, puedes encontrar el modo."

Después de nadar durante 53 horas hasta experimentar alucinaciones y sostenerse de un hilo de su sueño, ella lo consiguió. Su mantra me encantó: "Encuentra el camino." Bien convendría escribir la frase en todos lados para toparnos con ella cuando sea necesario.

Brazada tras brazada, Diana traía a su mente alguna canción de las 85 de su lista mental, mientras admiraba el fondo del océano y lo maravilloso que es este planeta azul.

Lo que en realidad te llega te contagia y te motiva cuando comparte su experiencia es la determinación en su mirada, en ella puedes adivinar con facilidad su fortaleza y reciedumbre de carácter que se trasminan en su lenguaje corporal, en sus puños, en su tono de voz que hablan más fuerte que sus palabras.

Asimismo, la acompaña un halo de perseverancia y disciplina cuando cuenta que mientras entrenó durante un año, rondaba en su mente el dicho de Theodor Roosevelt, que parafraseaba de la siguiente manera: "Sí, anda, ve y siéntate en tu sillón confortable y sé el crítico, sé el observador, mientras que el valiente se lanza al ruedo y se ensucia, se involucra, se llena de sangre y, falla, falla una y otra vez, pero no tiene miedo, no es tímido, es audaz y atrevido."

Nyad nos deja con tres lecciones:

1. Nunca jamás te des por vencido.
2. A cualquier edad puedes perseguir tus sueños ("no tengo duda de que hoy a los 64 años, estoy en mi mejor momento").
3. Todo se debe a un equipo.

Encuentra el camino... ¿cómo? Actitud

¿Joven grande o grande joven?

La frase la mencionó, a manera de estribillo, no sé cuántas veces durante la conversación: "Es que a esta edad..." y la completaba con algún tipo de achaque, o bien, con algo que ya no podía o ya no quería hacer. Regina tendría alrededor de 42 años de edad física, pero mentalmente parecía de 80. Además, era poseedora de una energía que intoxicaba tres metros a la redonda, por lo que deseabas alejarte de ella rápidamente, lo cual hice en cuanto pude. Ella era una joven grande.

Su actitud me hizo recordar el ejemplo de lo opuesto: una pareja de estadounidenses de pelo blanco, que tendrían alrededor de 70 años de edad, y que formaba parte del grupo de 18 personas con el que viajamos en bicicleta por los pueblos de Francia hace un par de años. Por mucho eran los integrantes más grandes de la comitiva, pero su conducta fue una lección para todos. Eran grandes jóvenes.

Animada y alistada desde temprano con sus *shorts*, dicha pareja era la primera en salir por las mañanas, antes que el resto. En el camino la rebasábamos, dejándole gritos de apoyo; siempre a su paso, era la última en arribar a cualquier punto de reunión. La recibíamos con gusto. Noté que en cada parada el guía le pasaba discretamente a la señora una bolsa de hielo que ella colocaba sobre su rodilla. Con la sonrisa en la boca y la palabra amable para todos, recorrían 60 o 70 kilómetros diarios, nunca mencionó su rodilla a nadie ni se quejó de nada durante toda la semana que duró el viaje.

Una noche le pregunté a ella si tenían hijos y me respondió: "Sí, tenemos dos mujeres, pero... ellas ya son viejas." Me dio risa que una madre lo expresara así, pero con lo que narró luego le dimos la razón. Los papás eran los jóvenes de su familia. ¿Irónico, no?

No es la edad lo que hace joven o no a una persona, es su actitud. Los años sólo son un número y las personas sin edad, como las de esta pareja, son aquellas que no compran mentalmente el dogma de que los cumpleaños determinan desde tu salud, hasta tu valía personal o atractivo. La creencia en que cumplir los 40, 50 o 60 años de edad implica el "deterioro", se cumple sólo en aquellas personas que lo asumen, es, digamos, una profecía autocumplida, una predicción que una vez hecha en la mente, se vuelve en sí misma la causa de su realización.

Con frecuencia este tipo de creencias o expectativas culturales está en el inconsciente, se arrastra desde la época medieval —cuando la esperanza de vida se promediaba en 50 años—; incluso pareciera que en muchas personas se encuentra codificada en el ADN. Lo malo es que si lo creen —tal como el efecto placebo— se cumplirá.

El alma no tiene edad

Es necesario estar en contacto con el alma para sentirnos tan jóvenes como siempre, a pesar de que por naturaleza la energía quizás ya no rinda como antes. La juventud está en la mente, en la actitud y también es un tema de aceptación.

Sin embargo, hay aceptación activa y aceptación de brazos sueltos.

Con la primera, eres o puedes llegar a ser un grande joven, se trata de no soltar la cuerda, de admitir con valor los cambios que tu cuerpo te muestra y, al mismo tiempo, resistir y trabajar sanamente para contrarrestarlos en mente, cuerpo y espíritu.

Esto no sólo con el fin de verte y sentirte bien, sino como un acto de agradecimiento a la vida y una manera de responder al privilegio de existir.

Con la segunda, te sueltas de la cuerda, te das por vencido, dejas de vivir, de apreciar la vida con el potencial que se te ha regalado y te dejas ir como calabaza que rueda hacia abajo, para decir repetidas veces a manera de justificación: "Es que a esta edad..."

Así que tú decides ser un joven grande o un grande joven.

Sé feliz, a propósito...

La gente es tan feliz como decide serlo.
ABRAHAM LINCOLN

Doña Pilar, una hermosa señora de 75 años de edad, nació ciega. Ella es alegre, culta y gran amante de la música. Ha vivido sola e independiente durante toda su vida gracias a su madre, una mujer recia y fuerte, quien la educó a valerse por sí misma desde niña. Doña Pilar, siempre pulcra y bien prendida, es poseedora de la enorme cualidad de encantar con su plática. Su manera de ver la vida deja a cualquier observador con la boca abierta.

Debido a los problemas con su cadera, ahora requiere de una andadera para caminar y una enfermera que la ayude. Así que a doña Pilar le llegó el momento de tomar la decisión de ir a vivir a una residencia para adultos mayores. Una sobrina muy cercana le ayudó a realizar el cambio; y el día asignado pasó muy temprano por ella para llevarla a su nuevo hogar.

Al llegar a la residencia, una señorita muy amable las recibió y les dio un recorrido por las instalaciones. En el andar, les compartió los horarios, las clases y el estilo de vida que se les invita a los huéspedes a seguir durante sus estancia.

"Su cuarto, doña Pilar, da al jardín y tiene mucho sol." Le comentó la señorita antes de llegar a él. "Si bien no es de lujo, tiene todo lo necesario para que usted se sienta muy cómoda. Frente a su cama hay un clóset y una mesita; cerca de la ventana hay un sofá...", y antes de que la señorita terminara con la descripción, doña Pilar la interrumpió,

"Ya me encanta", le dijo.

"Pero, ¿cómo, doña Pilar, si ni siquiera hemos llegado?"

"No tenemos que llegar al cuarto, linda. El que me guste o no me guste, no depende de cómo estén los muebles arreglados. Depende de cómo *mi mente* esté arreglada. El ser feliz es algo que decides antes de tiempo."

¡Vaya lección! La sabiduría de doña Pilar nos lleva a reflexionar que, en efecto, sé es feliz a propósito. Los muebles de la mente no son más que nuestros propios pensamientos. Tú y yo decidimos cómo acomodarlos y qué eliminar de ella. El cuerpo, como todo en la vida, es un espejo de nuestros pensamientos y creencias. Bien decía Epicuro que nuestra abundancia no reside en lo que tenemos, sino en lo que valoramos y apreciamos.

De vez en cuando, nos da por ordenar cosas externas: el clóset, los cajones de la oficina, las citas médicas, la despensa, en fin. Sin embargo, nunca le damos tiempo o ni siquiera pensamos en ordenar lo más importante que tenemos para ser felices: la mente. Cuando es ahí y sólo ahí, donde residen todas las posibilidades.

De estar conscientes sobre la brevedad de la vida, no podemos permanecer pasivos y dejar pasar la oportunidad de visualizar cómo nos queremos ver al final. ¿Dónde estaré? ¿Con quién estaré? ¿En qué invertiré los meses, las semanas y las horas que componen el año? ¿Qué porcentaje de mi tiempo dedicaré a mi trabajo, a mi familia y a mi crecimiento personal? ¿Cómo deseo verme físicamente? En fin.

Eres más poderoso de lo que crees

Sin importar cuáles sean los retos que enfrentes, siempre puedes escoger cómo responder. Eres más poderoso de lo que crees y créeme que no es una oración barata para hacerte sentir bien, es una realidad. En el momento en que lo crees, en el que pones a trabajar tu mente para crear esa realidad que has soñado, te convencerás. Comienza con pequeñas cosas, ¡haz la prueba! Observa, la persona que tiene cara de amargada no se formó con pensamientos alegres y amorosos. Es por eso que en el rostro y en el cuerpo de una persona mayor, podemos ver el resultado de los patrones de pensamiento que tuvo toda su vida. Nuestra salud mental y física es un fiel reflejo de ellos siempre. Cada célula del cuerpo responde a cómo pensamos y sentimos.

La búsqueda de la felicidad puede convertise en un camino espiritual. Si quieres ser feliz, tienes que ser feliz a propósito. Cada mañana crea la intención, piénsate feliz, visualízate feliz, siéntete feliz ya.

Lo más difícil de cambiar es evitar elegir la misma conducta de siempre. La amígdala en tu cerebro es la primera en rechazar cualquier experiencia que no te sea familiar. Es por eso que en el momento en que decides tener una mejor actitud, una emoción o un pensamiento más elevado, ser más paciente, dejar de quejarte o lo que sea, es muy probable que te sientas incómodo. Sin embargo, ése es el lugar perfecto para cambiar el pensamiento, la química y las neuroconexiones en tu cerebro, la clave, como siempre, es personal. De allí que resulta importante visualizarte como si ya fuera una realidad. Sé feliz a propósito.

Piensa en dos comportamientos que quieras cambiar, anótalos y ensáyalos en tu mente, hasta que se graben en el inconsciente para que tu cerebro se vaya preparando. Escríbelos en presente, tipo: soy una persona llena de bendiciones y fluyo en la abundancia de la vida. Me he vuelto un ser más paciente, más querible y me encuentro lleno de paz interior.

No puedes esperar a que todo se perfeccione en tu vida para sentirte completo. No puedes esperar a ver cómo se alinean las estrellas, para entonces sentirte dichoso. Es al revés, primero tienes que decidirte a sentir la abundancia, para que ella aparezca, tienes que sentirte completo para experimentar ser feliz antes de empezar el día.

Con certeza, la vida siempre nos presentará a cada uno de nosotros con momentos de gran gozo y situaciones de desafío también. Dentro de cada uno de ellos, la experiencia siempre incluye una semilla especial de oportunidad como regalo y que está en nosotros descubrir. Son bendiciones disfrazadas, por lo que tenemos que abrir la mente y el corazón y confiar en que la sabiduría de la vida tiene planes mucho más grandes que lo que nuestra pequeña mente puede imaginar.

No es lo que te pase, o lo que tengas o no tengas, es el cómo arreglas tu mente, y las decisiones que tomes, lo que en realidad importa. Sé feliz a propósito. Y que tu intención matutina sea algo así como: "Hoy será un buen día y me dispongo a disfrutarlo sin importar qué suceda." "Hoy seré más paciente." "Hoy me enfocaré en todo lo que tengo y agradezco."

Date cuenta de que ya tienes todo lo necesario para ser feliz, lo que quizá falta es tener la perspectiva adecuada. Ten en mente que ser feliz a propósito, no sólo es un camino de crecimiento espiritual, sino que es el mejor regalo que puedes darle a la vida, a los tuyos y a ti.

RECUERDA

- La motivación y el sentido de la vida pueden recuperarse al recordar el mantra: "Encuentra el camino".
- La edad no es lo que hace joven o vieja a una persona, sino su actitud.
- Es necesario estar en contacto con el alma para sentirnos tan jóvenes como siempre.
- Tú decides ser un joven grande o un grande joven.
- Ten una aceptación activa acerca del paso del tiempo, nunca te sueltes de la cuerda.
- La felicidad es una decisión personal.
- El estado exterior de una persona es el fiel reflejo de su interior.
- Sé feliz a propósito, a voluntad, como un camino espiritual.
- La abundancia y la felicidad se manifiestan en tu vida cuando logras experimentarla en el interior.
- Las experiencias, tanto las sencillas como las complicadas, siempre contienen un regalo. Nos toca descubrirlo.

Secreto 11

ATIENDE TU MICROMUNDO: DALE VIDA A TU PIEL

No hay nada más profundo que la piel.
PAUL VALÉRY

El milagro de tu mundo interior

Me quedé maravillada. Nunca había visto algo igual. Cuán ajenos e indiferentes somos ante el microcosmos que vive, literalmente, en nosotros y, que bien visto, es un milagro

La gota de sangre que veía proyectada en la pantalla ¡era la vida misma! Un microuniverso que igualaba a la perfección el macrouniverso: un cielo negro lleno de planetas, galaxias, estrellas, esferas, partículas flotantes y uno que otro corpúsculo que parecía una hermosa anémona de mar azulada que, según me enteré, desempeña la función del vigilante: al notar un cuerpo extraño envía al cerebro el mensaje de atacarlo. ¡Una verdadera maravilla!

Azorada por la inteligencia innata de nuestro cuerpo escuchaba al doctor que, gracias a un microscopio de campo oscuro, hacía un análisis en vivo de mi sangre y me mostraba diversas figuras con vida propia, que no eran más que glóbulos rojos, blancos, plaquetas y otras tantas partículas con nombres que no recuerdo.

Lo increíble era que veía tan sólo una gota de los 375 litros de sangre que el corazón bombea cada hora a través del sistema circulatorio, el cual, por cierto, si lo extendiéramos, podría darle dos vueltas a la circunferencia de la Tierra. Además, cada 20 a 30 segundos, todas esas células de nuestra sangre recorren por completo el cuerpo entero.

"Esas esferas son tus glóbulos rojos", comentaba el médico al señalar un sinnúmero de burbujas negras rodeadas de un halo de luz que se desplazaban hacia las orillas, como resultado de la presión de los dos vidrios que atrapaban la gota de sangre. Y continuó: "Aquí puedes ver uno que otro glóbulo blanco. Si hay menos de diez por campo —como es tu caso—, significa que no tienes ninguna infección." Yo lo escuchaba fascinada con la boca abierta ante este nuevo mundo que descubría, mi mundo interior.

"Cuando los glóbulos rojos se encuentran redondos y separados, significa que están sanos —continuaba el médico—; cuando se comienzan a pegar unos con otros, significa que los radicales libres ya entraron al ataque. De ahí la importancia de tener un estilo de vida sano y de consumir alimentos con antioxidantes que rodeen a cada célula y creen una capa que las proteja y defienda de los radicales libres."

"¿A qué horas desayunaste?", me preguntó. "Porque esos puntitos flotantes que ves alrededor de tus glóbulos rojos son el alimento que tus células absorben para nutrirse y metabolizarlo en energía."

Después, me mostró un glóbulo carcomido y destruido. "Mira, por ejemplo, a este glóbulo ya lo mataron los radicales libres", es decir, un electrón que, al buscar pareja, roba y destruye la pareja de otros electrones de moléculas estables, lo que causa el deterioro físico.

¡Nunca lo había visto con tanta claridad! Una cosa es saber la teoría y otra muy diferente es ver la realidad en acción. Es cierto todo lo que he leído y lo que los nutriólogos nos dicen. En ese instante pensé con remordimiento en todo lo que he comido o hecho que ha causado que ése y otros glóbulos rojos parezcan estrellas reventadas: el estrés, las desveladas, las asoleadas, en fin.

Al salir de la consulta, me percaté de que en verdad cada pequeña acción que realizamos en contra o a favor de la salud impacta inexorablemente ese microcosmos interno; al cual, sin duda, no podemos engañar. Lo que quizá nos toca es reconocer la inteligencia interna que hace que nuestro cuerpo funcione a la perfección; cuidarlo y agradecerle cada minuto de vida que nos regala.

¿Cómo empieza el deterioro?

La clave, como siempre, está en la célula. Para empezar, las arrugas —que comienzan a notarse partir de los 25 años de edad— podemos repararlas a nivel celular, pues son el resultado de una inflamación que afecta al colágeno de la piel.

Sol, azúcar, estrés, tabaco, alcohol, falta de sueño, contaminación y ejercicio en exceso producen en tus células lo que se conoce como estrés oxidativo, lo que hace que se activen unas sustancias enemigas conocidas como *factores de transcripción*. Estas sustancias migran al núcleo de la célula y atacan su ADN, lo que causa que la célula produzca unas sustancias inflamatorias, unos químicos asesinos llamados cytokinas. Con ello se producen otros químicos que "digieren" el colágeno y se forma una microcicatriz, que es precisamente lo que causa las arrugas.

Sería imposible pensar que tú o yo no estuviéramos expuestos o consumiéramos lo arriba mencionado. Simplemente es parte de vivir.

Lo importante es cómo contrarrestar, detener o aminorar este proceso. Eso se logra principalmente con el consumo de alimentos ricos en antioxidantes y con superalimentos.

¡Auxilio! Radicales libres a la vista

Nos preocupamos por las batallas del mundo exterior, mientras en nosotros ocurre una fuerte ofensiva entre átomos, moléculas y electrones a cada segundo y ante nuestra total indiferencia.

Es así que el organismo, sabio por naturaleza, siempre encuentra maneras de llamar la atención para solicitar apoyo cuando es necesario: un síntoma por aquí, un síntoma por allá, ¿pero qué hacemos? En lugar de atender el origen de la molestia, intentamos encubrirlo de alguna manera, en especial con analgésicos.

El enemigo a vencer son los radicales libres. Estos son moléculas eléctricamente cargadas en busca de electrones que se caracterizan por ser muy codiciosos: toman lo que necesitan de donde lo encuentran, ya sea de tu colágeno, de los lípidos de alrededor de las membranas celulares o de la proteína del músculo de tu corazón. Cuando este enemigo crece y persiste, el organismo cansado de pedir auxilio sin que lo escuchen, claudica, envejece o enferma.

Aunque la vida biológica de estos átomos inestables y muy reactivos dura milisegundos, en ese lapso tienen la capacidad de destruir todo tipo de células que encuentran a su paso.

La lucha del micromundo interior requiere atención y cuidado para dar refuerzos al cuerpo y que éste salga victorioso. Además, es la única forma de mantenernos jóvenes, saludables y llenos de energía.

Cabe aclarar que nuestro cuerpo produce radicales libres en cantidades razonables para combatir virus y bacterias; y, cuando están bajo control, el organismo los absorbe y neutraliza. Sin embargo, su sistema de defensa tiende a debilitarse con el tiempo y lo deja más susceptible a la enfermedad.

Radicales libres, ¿cómo se forman?

Con el solo hecho de respirar produces radicales libres, y si haces ejercicio de manera exagerada también. Si te estresas —física o emocionalmente—, si fumas, si eres pesimista, si te golpeas en alguna parte del cuerpo, si te expones a la contaminación, a los pesticidas, si consumes medicamentos, si duermes poco, si sufres una raspadura en la piel, si te asoleas, si comes grasas saturadas en exceso, si tuviste alguna cirugía o una infección, los radicales libres se elevan causando un verdadero caos a nivel microscópico.

Los radicales libres son el origen del envejecimiento, además de ser la principal causa de arrugas y flacidez en la piel; están presentes en todas las enfermedades crónico-degenerativas asociadas con la edad, como el Parkinson, el Alzheimer, la artritis, la diabetes, las enfermedades cardiovasculares, entre otras. Así que, como ves, más nos vale apoyar de manera constante con antioxidantes a nuestro organismo.

Es muy simple: el nivel de antioxidantes en tu cuerpo y la actividad que desarrollen a partir de cada una de tus inhalaciones te hace más joven o más viejo. Veamos una paradoja...

Antioxidantes al rescate

Parecía una coreografía perfecta creada por el universo, como si la naturaleza misma se diera cuenta y disfrutara de esa mañana clara y brillante: el aire, los árboles, los pájaros, las nubes, el lago y yo disfrutábamos por igual. Ante tanta belleza, cerré los ojos, inhalé profundo y sentí como si el viento me acariciara la cara al mismo tiempo que me desintegraba en un polvo que se fundía con el todo.

En ese momento me di cuenta de cuán importante es este elemento al que pocas veces prestamos atención: el aire. Sí, el aire. Sin él, no podríamos sobrevivir más de tres minutos. En ese lapso ideal, el aire era el portador de la molécula gracias a la que todo lo que mi vista abarcaba estaba vivo: el oxígeno.

La paradoja

Desde niños sabemos que necesitamos el oxígeno para vivir; lo irónico es que al mismo tiempo que nos da vida, también nos puede matar, muy lentamente, pero nos mata. ¿Cómo?

La paradoja consiste en que una vez que el oxígeno ha cumplido con alimentar cada célula y que la mitocondria lo ha convertido en energía, se vuelve un radical libre. Como tal, provoca daño al ADN de las células y a todos los tejidos en el cuerpo. Como dice el doctor John Burn, genetista de la Universidad de Newcastle: "El oxígeno es explosivo, es corrosivo; basta ver lo que hace con un metal, con un clavo: lo oxida. Si eso puede hacer con un metal, imagina lo que puede hacer con nuestro cuerpo."

Los antioxidantes son un grupo de sustancias con el poder de desactivar los radicales libres, son lo único que protege a las células del proceso de deterioro; algunos los produce tu cuerpo, otros no.

La buena noticia es que podemos desacelerar el proceso de manera importante. Una de las principales formas es por medio de las hormonas, como el estrógeno, la melatonina, la testosterona y otras; las cuales, entre muchos atributos, son antioxidantes altamente efectivos.

Debido a la interacción de las hormonas con las células, es necesario, como vimos, que revises tus niveles hormonales, en especial después de los 45 años de edad. Hacen toda la diferencia.

En diversos estudios se ha comprobado que los niveles de antioxidantes en un grupo de personas aumentaron cuatro horas después de haber consumido moras, espinacas, vino tinto y vitamina C. Sus niveles de antioxidantes brincaron de ¡7 a 25 por ciento! Esto nos comprueba lo importante que es la alimentación.

Lista de antioxidantes naturales a nuestro alcance

I. Frutas y verduras

Son nuestra principal fuente de antioxidantes. Se recomienda un consumo de cinco a 12 raciones de frutas y verduras al día, ricas en pigmentos de color –verde oscuro, amarillo, rojo, naranja, azul y morado–; todas las moras, fresas, bayas de Goji –usadas por los chinos siglos atrás gracias a sus propiedades antienvejecimiento–; granada, kiwi, espinaca, ciruela pasa, col rizada, berza, brócoli, naranja, durazno, ajo, cebolla morada y otras más. Entre más chica la fruta, mayor la cantidad de antioxidantes que contiene y viceversa; y entre más intenso el color de la fruta o vegetal, mejor.

2. Hierbas y tés

Las hierbas aromáticas suelen tener muchos antioxidantes. De las más efectivas son el orégano y el romero. Entre los tés, tanto el blanco como el verde se consideran los más altos en antioxidantes. El té verde contiene mil propiedades, como potasio, ácido fólico, manganeso, vitaminas C, B, B1 y B2, que crean defensas contra los radicales libres y protegen la piel de los rayos UVB y UVA.

3. Semillas, granos y especias

Café, cocoa, cúrcuma, nueces de todo tipo –cada una ofrece un beneficio específico. Granos enteros o derivados, como arroz integral, tortilla de maíz y frijoles.

4. Vitaminas y suplementos

Astaxantina, resveratrol, glutatión, CoQ10, vitamina A, ácido lipóico, vitamina E, aceite de Krill, vitamina C y beta carotenos son de los mejores antioxidantes.

Todo lo anterior colabora a que ese oxígeno maravilloso que nos da vida reduzca su capacidad de dañar nuestro cuerpo y, así, poder gozar mucho más de esos momentos en los que el universo parece crear la coreografía perfecta. Ahora la pregunta que siempre nos hacemos:

¿Sirven las cremas?

"Las cremas son sólo un sueño; eso es lo que en realidad vendemos: sueños." Las palabras de Alberto me impactaron; en primer lugar porque él es un alto ejecutivo de una de las compañías transnacionales más importantes de productos para embellecer a la mujer. Y, en segundo lugar, por la cantidad de dinero que he invertido o desperdiciado en *sueños* a lo largo de mi vida.

Pienso que el ritual por las mañanas y noches al aplicarnos las cremas es un acto de amor propio. Además de que me parece liberador saber que estoy limpiando mi cara y la estoy nutriendo, me hace sentir bien, lo disfruto. No cabe duda que una piel cuidada en este aspecto y con productos de calidad se nota a simple vista. Sin embargo, también sé que aplicarnos una crema con fe ciega en que nos quitará las arrugas funciona, no tanto por la crema en sí, sino por la convicción con la que la usamos. Ése es el secreto.

Si bien este tipo de nutrientes tópicos que contienen las cremas es muy bueno, estoy convencida de que los nutrientes que le damos a la piel por medio de los pensamientos, alimentos y suplementos son más benéficos que el mejor producto de belleza del mundo. Dicho lo anterior, te comparto algo que me pareció interesante descubrir.

El famoso elixir de la reina de Hungría

A lo largo de la historia, el ser humano ha perseverado en la búsqueda incansable de todo cuanto le provea salud, bienestar y belleza. Algunos de esos descubrimientos han quedado en el olvido, mientras otros han trascendido el tiempo y forman parte de la medicina, de la herbolaria y de la industria de la belleza, y, por lo tanto, de nuestra cotidianidad.

La fórmula que a continuación te comparto, querido lector, lectora, es la receta más antigua de belleza de la que se tiene registro en Europa. Se cree que data del año 1360 y ha sobrevivido por siglos. De hecho, se pueden encontrar muchas versiones de la fórmula original, a la que se le atribuían propiedades casi mágicas. Incluso se dice que con ella la reina Isabel de Hungría (1305-1380) logró lucir joven y bella por muchos años, al grado de que el joven duque de Lituania se enamoró perdidamente de ella y le pidió matrimonio cuando la reina contaba más de 70 años de edad.

El creador fue un alquimista, monje y amante de la herbolaria; un sabio que trabajó para la reina Isabel de Hungría, que le recomendó tomar, inhalar y untarse el preparado para lograr sus beneficios curativos y embellecedores. Se trata no sólo de un tónico, sino de un remedio que, se decía, curaba un sinfín de males. Está hecho con hierbas y flores mezcladas en una base de alcohol.

El agua de la reina de Hungría llegó a Inglaterra entre finales del siglo XVII y mediados del XVIII, tiempo en el que fue rebautizado con el nombre de "espíritu o licor de romero". Hay quienes afirman que esta receta fue la precursora del perfume con base de alcohol.

Resulta que, actualmente, gracias a la ciencia, se ha descubierto que la principal hierba de la antiquísima receta es rica en antioxidantes, flavonoides, ácidos fenólicos e infinidad de propiedades medicinales, y que por ello, en efecto, es un gran rejuvenecedor del organismo. Me refiero al romero.

Beneficios del romero

Algunas de las múltiples propiedades del romero se deben a una serie de ácidos antioxidantes activos, tales como el ácido rosmarínico y el ácido carnósico, que tienen una amplia variedad de repercusiones analgésicas, antioxidantes, antiinflamatorias y antibacterianas.

El ácido rosmarínico es un ácido poderoso, especialmente antioxidante, considerado más potente que la vitamina E. Pertenece al grupo de sustancias con la capacidad de desactivar los radicales libres (las moléculas que son la causa del envejecimiento). Asimismo, tiene cualidades que ayudan a disminuir la ansiedad y a mejorar la memoria.

Al ácido carnósico se le atribuyen propiedades estrogénicas y protectoras de la radiación de los rayos solares uv, lo que incrementa su efectividad contra el envejecimiento de la piel. Sabemos que lo que provoca el fotoenvejecimiento —arrugas, bolsas, pigmentación irregular y piel gruesa— es principalmente la exposición al sol. El ácido carnósico también estimula las células que producen queratina, la proteína que es vital para obtener una piel resiliente y fuerte.

La receta original de la reina de Hungría se elaboraba sólo con agua destilada de romero fresco y brandy; pero con el paso del tiempo la mezcla se enriqueció con una variedad de hierbas e ingredientes, como la lavanda, la menta, la mejorana, la salvia, el limón y la flor de naranjo, cada una con sus propios beneficios.

Aquí te comparto una de las tantas recetas del famoso elixir que puedes elaborar en tu casa. Puedes comprar las hierbas en el mercado.

Ingredientes

Puedes usarlos frescos o secos:

- 5 puños de melisa o toronjil
- 5 puños de caléndula
- 4 pequeños puños de pétalos de rosa
- 3 pequeños puños de consuelda
- 1 puño de romero
- 1 pequeño puño de cáscara de limón
- 1 pequeño puño de salvia

La preparación

Llena un frasco de vidrio con capacidad de un litro con los ingredientes anteriores. Agrega vinagre de manzana hasta cubrirlas, deja libre alrededor de cinco centímetros del recipiente. Cúbrelo bien y mantenlo a temperatura ambiente, en un lugar oscuro, por entre tres y seis semanas. Agítalo todos los días o, al menos, cada semana. Cuélalo y viértelo en un recipiente práctico de usar. La fórmula la puedes guardar por años sin que se eche a perder.

Si tienes un cutis normal a seco, diluye la fórmula con agua de rosas; si lo tienes de mixto a graso, hazlo con agua de hamamelis. Aplícalo en el rostro con un rociador; también puedes usarlo como enjuague para el pelo o como tónico para sumergirte en la tina.

Con aceites esenciales

Mezcla 30 gotas de aceite de romero, 30 gotas de aceite de albahaca y 30 de aceite de eucalipto, combinados con 100 gramos de aceite de coco virgen, el cual, dicho sea de paso, también tiene grandes beneficios para la piel. Aplícalo dos veces al día con constancia y pronto entenderás el porqué de la fama y trascendencia del elixir de la reina Isabel de Hungría.

¿Grasa joven?

Pocos placeres como comerte a besos a un bebé que acabas de bañar y retoza contigo de felicidad mientras lo encremas y lo vistes. Todo él posee la exuberancia y la perfección de la vida. No hay suavidad más grande que su piel; en ella se encuentra todo un futuro, todo un mundo de sueños y el aroma de la vida. Recuerdo cuánto gocé oler, sentir y apretujar la piel rolliza en brazos, piernas, pies y carita de mis hijos y nietos cuando fueron bebés.

Poco a poco con melancolía observas que mientras crecen y se estiran, esa grasita subcutánea, que sólo los bebés poseen, empieza a adelgazar y a distribuirse de manera más discreta, para darle forma al cuerpo de niño y después de adolescente. Mas esa grasita subcutánea a esa edad aún se mantiene firme y pareja, lo que proporciona lozanía; y que quienes pasamos de los 30 años de edad, en su momento, dimos por un hecho.

Después, conforme envejecemos, esa capa de grasa se vuelve muy delgada, desaparece o se desacomoda internamente de manera caprichosa, lo que da al rostro una apariencia de cansancio, de flacidez, de bolsas en los lugares erróneos y de edad.

Ese efecto que los jóvenes poseen, la medicina moderna lo intenta imitar al inyectar los rostros de mujeres con diversas sustancias, tanto en labios, mejillas, el dorso de las manos que se vuelven extrañas al tacto, o bien rellenar ojeras que aparecen con la edad, y casi nunca con buenos resultados.

¿Cómo devolver ese acolchonado natural?

Lo que dichas sustancias intentan suplir es lo que soporta las capas de una piel joven: grasa, si, grasa joven y firme que cuando desaparece por la edad, resulta en bolsas, papada, arrugas y demás. En ocasiones, ni el botox ni las cirugías plásticas pueden devolver ese acolchonado natural que poseen los jóvenes.

Sí, la grasa que tanto hemos satanizado y que cada vez se descubre que algunas de ellas son esenciales para la salud, es la que le da soporte al pelo, a la piel y, por supuesto, al rostro para lucir décadas más joven. La buena noticia es que sí la podemos restaurar de manera natural.

Aquí algunas maneras de lograrlo

I. Antes que nada, asegúrate de tener una buena alimentación rica en antioxidantes, en especial de frutas y verduras, como vimos, que proporcionen una buena nutrición y función a nivel celular.

2. Reduce el consumo de azúcar en todas sus formas, a lo mínimo; sin duda, es lo que más rápido envejece a una persona además del estrés.

3. Agrega una cucharada de polen de abeja a tus licuados, ensaladas o jugos. La combinación que contiene enzimas, vitaminas y oligoelementos como potasio, magnesio, calcio, la vuelve única y hace que sea un tesoro alimenticio que colabora en devolver la frescura a la piel.

4. Consume grasas buenas tipo nueces, aceite de oliva, aceite de coco, aguacate, aceitunas, aceites de pescado y yogurt griego natural que contiene probióticos.

5. Si pasas de los 35 años de edad, es muy importante que revises tus niveles de hormonas, cada una de ellas impacta la manera en que luces, en especial los estrógenos. La diferencia entre una mujer con estrógenos y una sin ellos es muchísima: se nota en su gusto por la vida, en su modo de caminar, en sus ganas de vivir, de sonreír, de disfrutar hacer el amor, en su humor, energía y demás. Sobre todo, en su cuerpo y en la frescura de su piel. Como vimos, es importante que consultes a un médico de medicina funcional que esté a favor de las hormonas bioidénticas, que son exactamente iguales a las que tu cuerpo produce. En lo personal, te comparto que llevo 12 años de usarlas y me siento de maravilla. Los estrógenos mejoran el grosor y la elasticidad de la piel.

6. Aplica miel de abeja como mascarilla. Es una antigua receta, pero la miel sigue siendo una maravilla: restaura la humedad y el grosor de la capa de grasa en la epidermis y en la dermis, entre otros beneficios. Te comento que mi mamá tiene 85 años y, desde que recuerdo, todos los días se ha puesto por las mañanas una mascarilla de miel de abeja, unos minutos antes de meterse a bañar; y tiene un cutis envidiable. Además, si combinas la miel con aceite de coco

por partes iguales y la mezclas a bajas temperaturas en la estufa, es un gran tratamiento. Puedes agregar un poco de lecitina, que encuentras en tiendas de alimentos naturales, lo que ayuda a prevenir que las dos sustancias se separen, además de que hidrata también. La puedes envasar para que sea más cómodo.

7. Aplica vitamina E. Sí, hace un tiempo se puso de moda y después la olvidamos; sin embargo, aplicar cápsulas de vitamina E sobre el rostro a manera de mascarilla es una gran manera de darle a la piel antioxidantes como son los tocoferoles y los tocotrienoles, desde el momento en que la pones. Restaura la lozanía de la piel y con el uso frecuente, los resultados son asombrosos. Esta vitamina es altamente lipofílica, lo que significa que, al aplicarla tópicamente, penetra a través de las capas de la piel y ayuda a nutrir el tejido. Tiene propiedades antiinflamatorias y ayuda aumentar la microcirculación en la piel, además de que la protege de los daños del sol.

Con mucha constancia y disciplina, es posible regresar el tiempo y devolverle a la piel esa frondosidad que alguna vez, años atrás, tuvo. Confía en ello.

¡Asoléate!

Como dije antes, muchas leyendas alrededor del mundo nos hablan de las travesías realizadas en busca de la fuente de la juventud. Esto es que el sol tomado en dosis limitadas satisface esa búsqueda. Además, gracias a él las cosechas de frutas y verduras prosperan, los animales y los humanos podemos vivir y alimentarnos. El sol es la mejor fuente de una valiosísima vitamina que nos da energía, ayuda a formar coláge-no en la piel, músculo, hueso, a dormir mejor, protege las células del cerebro del deterioro y la inflamación entre otras cosas: la vitamina D.

Como ya lo mencioné, el riesgo de desarrollar enfermedades aumenta considerablemente con la carencia de vitamina D; de acuerdo con el doctor James E. Down, autor del libro *The Vitamine D Cure*.

A veces pensamos equivocadamente que obtenemos la suficiente vitamina D por medio de la dieta o al exponernos al sol de forma casual. Quienes habitamos las urbes y ciudades tecnificadas, rara vez obtenemos la exposición al sol necesaria para satisfacer los requerimientos de esa sustancia esencial. Y por ello, vivimos los primeros síntomas de su deficiencia como falta de motivación y energía o aumento de peso inexplicado.

La buena noticia es que al iniciar el verano hay mayor facilidad de obtener dicho tesoro para la salud. Si bien hemos sabido que para tomar el sol hay que barnizarnos por completo con filtro solar, el doctor Down recomienda que, antes de hacerlo, expongas libremente tu piel al sol sin nada tres veces a la semana y fuera de las horas pico de la siguiente manera:

Si eres de piel blanca y delicada, 15 minutos.

Si eres de piel apiñonada, 20 minutos.

Si eres de piel morena, 30 minutos.

Si acaso el próximo verano no piensas salir a algún lugar de descanso, puedes realizar lo anterior cerca de una ventana de tu casa u oficina, siempre y cuando los vidrios no estén protegidos con filtros de rayos uvb, como suelen estar las ventanas de los autos.

Además aprovecha para consumir la vitamina D en alimentos como el huevo, pescados de agua fría (salmón, atún, macarela, sardina), hongos shiitake, lácteos o aceite de hígado de bacalao.

Sin embargo, el consumo por la vía alimentaria no es suficiente. Hay que agregar un suplemento diario. Recuerda que el doctor Down recomienda un suplemento de entre 20 y 40 unidades por cada kilo de peso. Asimismo, agrega un poco de ejercicio diario, la vitamina D te ayudará a hacerlo mejor, durante más tiempo y de forma más productiva.

¿Recuerdas lo que vimos sobre la vitamina D?

No está de más insistir: comprueba tus niveles de vitamina D, que se considera una hormona, mediante un análisis de sangre. Éstos deben ser mínimo de 35 nanomoles por litro, lo ideal es que fluctúen entre 50 y 70 nmol/ litro (en los meses de mayor exposición al sol el nivel aumenta, mientras en invierno disminuye).

Los niños en edad preescolar tienen mayor riesgo de deficiencia de vitamina D que los adultos. Así que deja que corran bajo el sol sin protección.

De acuerdo con los estudios, después de haber ingerido vitamina D por dos semanas, las personas muestran un aumento notable de energía física y cerebral; así como una disminución extraordinaria del dolor, ya sea de huesos, coyunturas, músculos o el producido por fibromialgia. Así que aprovechemos el sol cuando se pueda, para llenarnos de vitamina D.

Los 21 mejores alimentos para tu cara, piel y pelo

1. Agua

Sabemos que el agua te mantiene hidratado, lo que además hace que la piel se vea más tersa y menos arrugada. Sólo recuerda que sentir la boca seca es uno de los indicadores de deshidratación que aparecen al final del proceso. Si sientes la boca seca, muchas funciones delicadas de tu organismo no sólo están afectadas, sino que ¡se han interrumpido! Y es así como se acelera el proceso de envejecimiento.

¿Cuántos vasos de agua (de 250 ml) crees que tu cuerpo recicla cada 24 horas para mantener sus funciones fisiológicas normales? ¡40 mil! Para realizar dichos procesos, por lo general, el cuerpo requiere mínimo entre seis y diez vasos de agua diarios.

2. Moras

Entre más oscuras sean, mejor. El departamento de Agricultura de Estados Unidos, al comparar estas pequeñas frutas con otras 40, las calificó como las más altas en contenido de antioxidantes.

3. Brócoli

Rico en antioxidantes y vitaminas, estimula la producción de colágeno, lo que mantiene sana la piel y fortalece el pelo, además de proteger la membrana de las células. Incluye crucíferas, col, col de Bruselas y coliflor.

4. Avena

Es baja en calorías, alta en fibra y proteínas. La avena contiene un tipo de fibra que funciona como vara mágica contra el colesterol.

5. Naranja

Para una piel más suave e hidratada, la vitamina C de los cítricos protege de los radicales libres que dañan la célula y destruyen el colágeno. Es mejor comerla en gajos que en jugo. Tiene efectos antiinflamatorios, antivirales y antialergénicos, y fortalece los vasos capilares.

6. Salmón

Rico en vitamina D, previene un sinnúmero de padecimientos. Por su alto contenido de omega 3 y ácidos grasos, que son maravillosos para combatir la inflamación, las arrugas y el acné, para hidratar la piel de adentro hacia fuera y para fortalecer el pelo. También ayuda a aumentar el colesterol bueno, reduce la presión sanguínea y estabiliza el ritmo cardiaco, entre otras muchas cosas.

Esto incluye también atún en lata, sardinas, trucha, lubina. Trata de comerlos dos o tres veces a la semana.

7. Hierbas y especies

Las hierbas y especies, como vimos, están llenas de antioxidantes, minerales y vitaminas, además ayudan a maximizar el sabor y las propiedades de los alimentos. Consumir cuatro o más hierbas de manera regular, como romero, cúrcuma, jengibre, se asocia con un 60 por ciento menos de riesgo de melanoma, de acuerdo con los estudios de *International Journal of Epidemiology*.

8. Kale o berza

Este vegetal está de moda por la cantidad de beneficios que contiene. Rica en luteína, astaxantina, nutrientes que absorben y neutralizan los radicales libres. Sólo una taza te da 134 por ciento de vitamina C y A que tu piel necesita para estar firme. Incluye también la espinaca y todos los vegetales de hojas verdes.

9. Calabaza amarilla

Esta calabaza es de los alimentos más nutritivos conocidos por el hombre. Es la que consumimos en Día de muertos. La combinación de carotenoides, vitamina C, E y A y enzimas poderosas ayuda a limpiar la piel; las calabazas son esenciales para la salud de las células, de los mejores antioxidantes y disminuyen el riesgo de varios tipos de cáncer.

10. Frijoles

Son una de las fuentes de fibra y proteína más económica y saludable que hay. Incluye a los de todo tipo –pinto, bayo–, así como lentejas, garbanzos y habas.

11. Té verde

Uno de los más poderosos antioxidantes que hay. Contiene polifenoles, catequinas, isoflavonoides, que atacan los radicales libres, causantes del envejecimiento y las arrugas. Contiene un aminoácido llamado L-theanina que ayuda a relajar y reducir el estrés. Una taza de té contiene cerca de 268 ml de flavonoides maravillosos para la salud, entre otros beneficios.

También el té blanco, verde, rojo, oolong y negro, que pertenecen a la misma planta, pero varía en el proceso y fermentación de las hojas (no incluye infusiones herbales). Nota: para apreciar bien el sabor del te verde y no consumirlo quemado, como me sucedió durante mucho tiempo, asegúrate de no dejar la bolsita o el te de hoja suelta más de un minuto. Es toda la diferencia.

12. Jitomates

Contienen el poderoso antioxidante rojo antiedad: el licopeno, que ha demostrado tener una gran cantidad de propiedades biológicas únicas que no sólo ayudan a mitigar el cáncer, sino que es una parte importante de la red de antioxidantes para la piel. Curiosamente, el organismo absorbe mejor el licopeno cuando los jitomates están cocidos o procesados, en puré de lata o jugo de jitomate.

13. Nueces

En especial la de Castilla por su mezcla de ácidos grasos y omega 3, reduce la inflamación y la oxidación en las arterias. Asimismo, almendras, pistaches, nuez de la India, cacahuates –en pequeñas cantidades– son muy buenas para tener una piel sana, un pelo con brillo, ojos brillantes y huesos fuertes. Además, disminuyen los niveles de colesterol, el riesgo de diabetes, cáncer, enfermedades coronarias y otros padecimientos. Es importante comerlas de manera natural, no fritas ni aderezadas con azúcar o sal.

14. Pavo

Rico en selenio, es muy bueno para el corazón, para fortalecer el sistema inmunológico, crucial para un sinnúmero de funciones básicas del organismo, entre otras muchas propiedades.

15. Aceite de oliva virgen

Las propiedades antioxidantes y antiinflamatorias hacen que el consumo regular de este aceite rico en omega 3, polifenoles y ácidos grasos ayude a proteger al corazón de infarto y mantiene las membranas de las células suaves y flexibles, lo que permite la oxigenación e hidratación de las mismas.

16. Pimientos rojo, verde y amarillo

Crudos o cocidos, contienen más del 100 por ciento del requerimiento diario de vitamina C. También vitamina B6, carotenoides y mucha fibra, lo que ayuda a mejorar la circulación y a nutrir las células.

17. Chocolate oscuro

Este delicioso alimento es un gran aliado de la piel, la mantiene hidratada y la protege del daño solar. Además es rico en antioxidantes y flavonoides. Procura que contenga al menos 70 por ciento de cacao.

18. Yogurt griego

Si bien el yogurt en general es bueno por los probióticos y el calcio que contiene; el yogurt griego –que se caracteriza por ser un poco más grueso, debido a que en su preparación se le quita el suero y la lactosa–, tiene el doble de proteínas, la mitad de sal y la mitad de carbohidratos y azúcares que el normal.

Nota: los probióticos son microorganismos como las bacterias y la levadura. Estos viven en tus intestinos y ayudan a mantenerte sano. Cuando las bacterias buenas bajan y les ganan las malas, dañan tu sistema inmunológico.

19. Huevos

Tan satanizados durante una época, se ha demostrado que son una muy completa fuente de proteína.

La proteína es vital para el crecimiento de la célula, para hacer músculo y reparar tejido. Conforme crecemos, necesitamos más proteína para mantener sana la piel y tener buena salud.

20. Ostiones

Una de las mejores fuentes de zinc que puedes encontrar. Este mineral es importante en el desarrollo y en la función de las células de la piel, uñas y pelo. Con sólo seis de ellos, obtienes más de 500 por ciento de tu requerimiento diario de zinc con un mínimo de calorías.

21. Semillas de chía, calabaza y girasol

Llenas de omega 3, estas semillas son buenas para la piel, ricas en selenio, vitamina E y proteínas que protegen a las células y a la piel de las arrugas.

Los beneficios antiedad de estos alimentos no son sueños, son una realidad; y sin duda resultan mucho más económicos que las cremas. Procura consumirlos a diario.

RECUERDA

- Las acciones y decisiones que tomas en el día a día afectan al microcosmos que te configura, positiva y negativamente.
- Las arrugas son el resultado de una inflamación que afecta el colágeno de la piel.
- Los malos hábitos provocan estrés oxidativo, que incita la producción de factores de transcripción, responsables del daño celular en la piel.
- Los radicales libres son los principales responsables de la enfermedad y el envejecimiento.
- El ejercicio en exceso, el estrés, el tabaquismo y la mala alimentación, entre otros, favorecen la producción de radicales libres.
- Los antioxidantes son la forma más eficaz de combatir a los radicales libres.
- Las hormonas como el estrógeno, la melatonina y la testosterona tienen el poder de desactivar a los radicales libres.
- La dieta ideal es rica en antioxidantes naturales.
- Los pensamientos, los alimentos y los suplementos son mejores productos de belleza que las cremas para la piel.
- Las mascarillas nutritivas son ideales para mantener la salud de la piel.

Secreto 12

VISITA EL MEJOR LUGAR: MEDITA

El camino no está en el cielo.
El camino está en el corazón
BUDA

¿Quieres verte cinco años más joven? Medita

El estrés, como vimos, provoca que tu cuerpo segregue cortisol y adrenalina, lo que inicia una cascada de respuestas destructivas en tu organismo que a la larga conllevan a un envejecimiento prematuro. La buena noticia es que tus células de inmediato saben distinguir cuando tomas medidas para compensar lo anterior.

Una mente tranquila y un cuerpo activo son dos ingredientes que tus células aman. De acuerdo con el estudio *The Longevity Project* realizado por la Universidad de Stanford, la meditación y el *mindfulness* –es decir, vivir el presente con la atención activa– han demostrado tener efectos benéficos en la expresión de los genes y en la homeostasis, que significa un equilibrio y bienestar interno.

En todos los documentos y libros que leí, las conferencias que escuché, los científicos coincidieron en que meditar es algo que activa la enzima telomerasa, lo que se cree aumenta el crecimiento de los telómeros. Se ha comprobado que quienes meditan con frecuencia tienen muy bajos los niveles de hormonas del estrés y sus mecanismos de adaptación suelen ser más altos que el promedio de las personas.

Bajo ese principio surge un ¿cómo lograrlo?, ¿cómo mantenernos en balance? La solución está en practicar una técnica en la que mente y cuerpo nos llevan a la raíz donde se memoriza el estrés y se genera uno nuevo como la calma: la meditación. Ése es el gran secreto. Además de que es gratis, portable y la mejor receta que hay para rejuvenecer y mantenernos en ese anhelado estado de balance. La meditación te conecta con algo "conocido" a nivel inconsciente.

Antes de la década de los setenta, en nuestra cultura, nunca se habían sospechado estos beneficios. Fue el fisiólogo norteamericano R. Keith Wallace, quien, mediante una serie de experimentos, comprobó que además de sus beneficios a nivel espiritual, tenía grandes bondades a nivel físico. Fue el primero en demostrar que al cerrar los ojos y meditar, tu sistema nervioso entra en un estado de "alerta relajado". Esto lograba, debido a muchos factores, reducir la edad biológica de los meditadores frecuentes en comparación con la de sus contemporáneos.

Por ejemplo, quienes llevaban cinco años de práctica, mostraban tener cinco años menos de edad biológica que los de su edad cronológica; y aquellos que llevaban meditando por diez años, mostraban ser doce años más jóvenes que sus pares y gozaban de una salud óptima.

Hoy por hoy, mucha gente ya practica la meditación y cada día más personas la adoptan en su vida diaria. Incluso pienso que, en un futuro, casi todos la incorporarán a sus vidas como lo hemos hecho con la práctica del ejercicio físico como medida para mantener nuestras vidas saludables y en balance.

Quizás pienses que meditar es difícil, pues necesitas adoptar una posición de museo o requieres de mucho tiempo; en realidad, lo único que es necesario es crear un rato de silencio que dure de 5 a 20 minutos por la mañana, que puedes hacerlo incluso sentado sobre tu cama al despertar, al igual que por la noche antes de dormirte.

En ese rato de silencio con ojos cerrados, procura concentrarte sólo en tu respiración, inhala y exhala de manera lenta, profunda y rítmica. Éste es un gran momento para poner en práctica la Técnica de coherencia rápida que vimos al inicio.

Si durante la práctica, por tu mente pasa algún pensamiento, sólo déjalo ir sin análisis, juicio o resistencia. Recuerda que los pensamientos son como las nubes y tú eres el cielo. En los minutos en que te concentras en tu respiración es más fácil dejar de pensar, por lo que tu cerebro reduce la frecuencia de ondas cerebrales. Es cuando descubres esa armonía interior que cada célula de tu cuerpo celebra y agradece; y que te da como resultado un cuerpo más sano, longevo y vigoroso.

No puedo meditar...

"No puedo meditar, no puedo mantener la mente en blanco, de inmediato algo me distrae o demanda mi atención", quizás es lo que piensas al oír esa palabra. Al principio me sucedía lo mismo y también tenía esa idea de la meditación. Sin embargo, en la práctica poco a poco te das cuenta de que los pensamientos se parecen al polvo que levantas al barrer un cuarto que nunca o hace mucho no has limpiado. Las primeras veces sale mucho polvo, después menos y al final puedes entrar a tu cuarto limpio donde encuentras el mejor de los descansos. Y no exagero. Es una delicia... la clave está en persisitir.

Por medio de la meditación visitas un campo unificado con el todo, en el que el pensamiento se aquieta y surge la creatividad, la calma y la claridad para ver las cosas desde otra perspectiva.

Regálate 20 minutos al día

Sí. Regálate 20 minutos en la mañana o por la noche, antes de acostarte, es todo. Y digo "regálate" porque la sensación de tocar el basto océano de la conciencia es fantástica, es crear una conexión contigo mismo, con tu felicidad interior, regresar a casa y a tu centro, aunque sea por un periodo breve.

Meditar, lejos de ser una pérdida de tiempo, como el ego te suele susurrar para sacarte de ella, es prender una luz en un cuarto oscuro: todo se ve con mayor claridad.

A lo largo de la historia, todas las disciplinas que han trabajado en mejorar ciertos aspectos de la humanidad, concuerdan en que si queremos lograr el máximo potencial físico, mental y espiritual, necesitamos expandir la conciencia y entrar a un sistema de total descanso y relajación con ayuda de la meditación.

La práctica de la meditación no necesariamente tiene que ver con una religión o creencia; más bien te sumerge en tu propia conciencia, la que, a su vez, se conecta con la Gran Conciencia.

Los beneficios de meditar

Si bien, hay varios métodos de meditación y todos nos proporcionan grandes beneficios, de acuerdo con el doctor Rosenthal, investigador y profesor clínico de psiquiatria de la Universidad de Georgetown y autoridad mundial en la materia, la meditación brinda los siguientes beneficios:

1. La meditación sincroniza las ondas eléctricas de los hemisferios izquierdo y derecho del cerebro, favoreciendo la inteligencia y el aprendizaje.

2. Te proporciona una gran serenidad por varias horas en el día, y durante la noche duermes mejor.

3. El cuerpo eleva su resistencia a gérmenes invasores: gripas, virus y enfermedades de garganta y pulmones.

4. El ritmo cardiaco se reduce, por ende, también su carga.

5. Mejora la capacidad de reacción.

6. La autoimagen mejora en poco tiempo.

7. Reduce la presión arterial y es superior a todas las otras técnicas de manejo del estrés.

8. Mejora la capacidad de respuesta del cerebro a un estímulo, por lo que empieza a funcionar de manera más coherente, efectiva y creativa.

9. Logras una mayor capacidad para organizarte y un mayor rendimiento en el trabajo.

10. Desarrollas mejor tu potencial interior y se muestra en todas las áreas de la vida.

11. Después de tres meses de practicar la meditación, los pacientes con hipertensión presentan una reducción significativa de tensión arterial sistólica y diastólica.

12. De acuerdo con la revista *Hypertension*, de la Asociación Americana del Corazón, la meditación reduce hasta 47 por ciento la incidencia de infarto al corazón, derrame cerebral y muerte por enfermedades coronarias.

13. En un indicador encefalográfico se demuestra que las personas que meditan elevan su estado de alerta.

¿Cómo y dónde?

Escoge un lugar tranquilo, siéntate en una silla cómoda, de preferencia derecho, e inhala y exhala profundamente para aquietar la mente. No te acuestes, para evitar que te duermas y pierdas los beneficios. Cierra los ojos, el punto es dejarte ir y soltar el cuerpo, las ideas, el estrés y los pendientes. Procura no pensar en nada, simplemente estar contigo mismo. Como lo mencioné, si un pendiente atraviesa tu mente, no te resistas, porque entre más lo haces, más se afianza. Sólo nótalo, deja que el pensamiento pase y se vaya. Esto funciona como el motor de una lancha: al principio no quiere, hasta que por fin entra la gasolina y arranca. Así es la meditación.

Cuando encuentres ese lugar en el que sientas un regreso a casa, disfruta de estar ahí, en paz y en tu centro. Verás que es una delicia.

Entre más meditas, más te gusta y más fácil es, y así, con la repetición, el hábito se forma. Date un merecido descanso a cualquier hora y en cualquier lugar.

Para ser honestos, no es fácil. Seguro vas a "fallar" un millón de veces, pero en el intentarlo de nuevo se encuentra el éxito. No es como un deporte que por cuestiones de edad o habilidad renunciamos a hacer.

Medita, podemos hacerlo todos, y podemos lograr sus beneficios, sólo es cuestión de regalarnos unos minutos al día.

Somos libres de decidir qué hacer ante lo que la vida nos presenta. La próxima vez que un problema secuestre tu mente, cambia de canal, mira hacia delante, medita y verás cómo todo cobrará una nueva perspectiva.

RECUERDA

- El cortisol y la adrenalina son responsables directos del envejecimiento prematuro y los puedes combatir a través de la meditación.
- La meditación y la atención plena o activa tienen un impacto positivo en los genes y la homeostasis.
- La meditación activa la enzima telomerasa, que favorece el crecimiento de los telómeros.
- La meditación rejuvenece tu organismo tanto interior como exteriormente.
- La meditación sólo requiere de entre 5 y 20 minutos al despertar y antes de dormir.
- La meditación te permite acceder a un campo unificado con el todo, lo que te ayuda a obtener una nueva perspectiva de las cosas.
- La práctica de la meditación te conecta con tu conciencia interior, el vehículo para acceder a la Gran Conciencia.
- La meditación proporciona serenidad y quietud a la mente.
- La meditación fortalece el sistema inmunológico y provoca otros cambios benéficos en el organismo.
- La meditación permite enfocarte en el aquí y el ahora.

Secreto 13

DESINTOXICA

*Cada vez que una persona sonríe,
añade un par de años a su vida.*
CURZIO MALAPARTE

¿Por qué hacer un *detox*?

Mientras camino por el campo veo los miles de brotes verdes que surgen de las ramas colgantes de una larga hilera de sauces llorones, es sorprendente que hasta hace unos días tenían un aspecto seco y triste. Cada año después del frío de invierno el campo resurge fortalecido sin importar su dureza. Esta escena en verdad llena el alma. Cada hojita simboliza el renacimiento y la renovación de la vida que año con año se repite y que es otra de las lecciones sutiles que nos da la naturaleza y que está en nosotros asimilar e imitar.

El cuerpo también necesita que lo renovemos

Si bien, el cuerpo es profundamente sabio y tiene la capacidad de desintoxicarse solo mediante los riñones, los intestinos, los pulmones, la linfa y la piel; si abusas de él en diversas formas, por ejemplo: si has trabajado mucho y el estrés te ha llevado a ingerir alimentos nada nutritivos; si te sientes embotado y con la mente fuera de foco; si has tenido muchos eventos fuera de casa y has bebido más que de costumbre; si notas que en tu piel aparecen más impurezas de lo normal; si tienes problemas digestivos, o bien, si en tu cuerpo aparecen pequeños dolorcitos por todos lados sin razón alguna, entonces el proceso se hace lento, dada la acumulación de toxinas.

Quizás sea tiempo de que ayudes a tu organismo a hacer mejor su trabajo de limpieza y su proceso de desintoxicación una o dos veces al año. Notarás que el día que decides hacerlo, cada célula en tu organismo sonríe y lo agradece.

Tres formas de *detox*: purificación, nutrición y descanso

A lo largo de la historia, en diferentes culturas tan antiguas como la china, la hindú con su medicina ayurvédica, la griega, la árabe con sus diversos baños como el Hammam, hasta nuestros propios aztecas con sus rituales en el *temazcalli* con vapores medicinales, ya utilizaban distintas formas de desintoxicación con el fin de conseguir salud, por medio del descanso, la purificación y la nutrición.

Lo anterior promueve que el cuerpo pueda eliminar y remover toxinas de adentro hacia fuera y lo protege de enfermedades para que funcione de manera óptima.

¿Qué nos intoxica?

Si bien hoy nuestro mundo moderno nos ofrece innumerables ventajas, también nos ofrece desventajas como las múltiples formas de contaminación y químicos a los que estamos expuestos a diario.

Son tóxicos en mayor o menor grado los colorantes, aditivos, conservadores contenidos en los alimentos, así como los químicos agrícolas y pesticidas que se usan en la siembra. También lo son la polución en el aire y los medicamentos, por dar algunos ejemplos. Esto provoca que haya un desbalance químico que afecta tu sistema inmunológico.

A continuación veremos dos formas de desintoxicación: purificación y nutrición. El descanso es tan importante que, como viste, le dediqué un espacio completo al tema del sueño.

Purificación: sauna o vapor

Regresamos a las bases. Desde hace siglos se sabe que tomar un baño de vapor o un sauna, además de que es muy sano, elimina toxinas, relaja la mente, los músculos, mejora la circulación sanguínea y cualquiera de los dos es delicioso. Hay quienes prefieren el calor húmedo del vapor y hay quienes les gusta el calor seco del sauna. Es obvio que en ambos casos, es importante beber agua antes de entrar a las cabinas, así como no haber ingerido alcohol. Asegurarte de estar en ayunas o tomarlo dos horas después de haber comido.

En lo personal, descubrí el sauna infrarrojo cuando un especialista en fortalecer el sistema inmunológico me lo recomendó después de que me quitaran la tiroides. Existen dos tipos de sauna.

a) El tradicional finlandés de calor seco, que consiste en un cuarto de madera con piedras calientes al interior. Hay quienes lo prefieren porque requiere una temperatura de unos 80° a 100°C para sudar y gustan del vapor curativo que se crea.

b) Rayos infrarrojos. Es un tipo más moderno, los doctores lo recomiendan y en lo personal me parece el mejor. Con llegar a los 40° y 55°C es suficiente para sudar porque el calor penetra unos tres centímetros la piel, es más profundo que el sauna tradicional y calienta el cuerpo sin necesidad de calentar el aire.

Varios clubes deportivos ya cuentan con este tipo de sauna, y además puedes quedarte dentro de la cabina hasta por una hora mientras lees algo, a diferencia del sauna seco, que se recomienda permanecer un máximo de 15 minutos.

Los dos se basan en el principio de calentar el cuerpo para causar sudoración profunda, dilatar los poros, generar mayor circulación y eliminar bacterias, toxinas y químicos en el cuerpo. Además el calor del sauna libera endorfinas y relaja del estrés, alivia dolores en articulaciones y músculos, promueve el sueño profundo y ayuda a quemar calorías. Por si fuera poco, el sistema inmunológico se fortalece y la piel adquiere tono, elasticidad y textura.

Con cualquiera de los dos, te sentirás renovado y rejuvenecido, restaurado en el cuerpo y la mente. Pero si tienes algún padecimiento, consulta a tu médico.

Cepilla tu cuerpo

Ésta es otra forma efectiva de ayudar a desintoxicar tu cuerpo. Solemos cepillar el pelo y los dientes a diario, pero nunca nos acordamos de cepillar la piel. Toma un cepillo de cerdas suaves y naturales, pues no sólo estimula la circulación sino que elimina células muertas que impiden la eliminación de toxinas y la penetración de las cremas hidratantes a la piel. Aquí te comparto cómo hacerlo:

Comienza con los pies y cepíllalos en pequeños círculos suaves hacia arriba, en especial atiende las áreas donde se suele retener líquidos como los tobillos; continúa con las pantorrillas y muslos de la misma forma. Después cepilla tu abdomen y cadera con la dirección de las manecillas del reloj; ahora sube a tus brazos y antebrazos, y procura que tus movimientos sean hacia fuera, como si te estuvieras sacudiendo las células muertas. Es mejor hacerlo en seco antes de bañarte.

Nutrición

I. Consume sólo jugos durante un día

Darle a tu organismo sólo jugos es un descanso, pues le permite emplear en su limpieza la energía que requiere para digerir la comida sólida. Si bien hay quienes prefieren ingerir jugos hasta por tres o siete días, honestamente no puedo. En lo personal, prefiero un día a la semana y lo mejor siempre será consultar con tu médico.

Si eres una persona sana, no tienes diabetes, no estás embarazada y no eres menor de edad, nada mejor que ponerte un día a dieta sólo con jugos.

Cuando tomas un jugo lleno de vitaminas, nutrientes y enzimas vivas, los antojos desaparecen por completo; incluso te sientes ligero, contento y satisfecho como si hubieras ingerido una comida completa. Pero, además, la piel se revitaliza, la gente te nota más jovial y con mejor energía.

Imagina que los nutrientes de un jugo son como canicas que pasan libremente al torrente sanguíneo a través de un enrejado; en cambio, la absorción se dificulta si los alimentos son sólidos como pelotas de tenis.

Los expertos en salud nos recomiendan tomar al menos nueve raciones de frutas y verduras al día, tanto para favorecer la salud, la energía y el rejuvenecimiento, como para evitar muchos males, ¿qué mejor que en un jugo? Además, con la desintoxicación el cuerpo se alcaliniza (cambia su pH ácido por uno alcalino), lo cual es muy sano. Lo único que necesitas es una actitud entusiasta.

Si encuentras difícil dedicar el día completo a tomar sólo jugos, ya sea porque trabajas fuera de casa o porque te parece complicado, puedes tomar un jugo verde en la mañana y otro jugo por noche, y a mediodía comer lo más sano posible, es decir mucha verdura, nada de azúcar y alguna proteína como pollo o pescado asado. O bien, puedes tomar dos jugos entre los alimentos, uno a media mañana y otro a media tarde. Hacer algo, por poco que sea, es mejor que nada. Ese día evita la ingesta de azúcares, café y alcohol.

Organízate y hazlo fácil

Si nunca te has hecho un jugo de varias frutas y verduras, y para que el licuado te sepa agradable, te sugiero comenzar con las que te gustan; procura también que no sea ni muy espeso ni muy ligero.

Una guía natural para la mezcla de ingredientes en tus jugos es incluir frutas y verduras de todos los colores y tipos de pigmentación, ya que cada color garantiza propiedades específicas.

A mí me funciona hacer el *detox* los lunes de cada semana. Puedes preparar tus jugos en la mañana y guardarlos en el refrigerador lo antes posible. Es Importante que permanezcan en un lugar oscuro y frío. Tápalos para evitar que se oxiden con el aire y pierdan propiedades; entre más te demores en tomarlos, más se pierden los nutrientes. El limón ayuda a disminuir el proceso de oxidación. También los puedes congelar y sacarlos la noche anterior, al hacerlo se pierde sólo cinco por ciento de nutrientes, aunque el proceso puede afectar un poco el sabor.

Lo que hay que saber

No hay reglas para esto, puedes mezclar frutas y verduras crudas y las combinaciones son Infinitas. Es cuestión de experimentar con una licuadora o con un extractor. La diferencia entre una y otra es que en la licuadora el jugo conserva la fibra, mientras que en el extractor sólo se obtiene el jugo. Una opción es emplear las dos herramientas. Pero si optas por la licuadora, procura que los ingredientes no se calienten al molerlos, para conservar todos los nutrientes. Para eso puedes agregar unos cubos de hielo o fruta o verdura congelada.

Algo importante es tomar el jugo despacio, incluso "masticar" cada sorbo, para que el proceso de digestión se estimule al salivar y que no te caiga pesado.

Al principio, puedes incorporar una o dos frutas con cáscara para darle un sabor dulce; conforme te acostumbras, puedes hacerlo más verde, ya que entre más verde y menos fruta, más nutritivo y menos contenido de azúcar. Puedes tomar cuatro o cinco jugos al día.

Lo básico para la preparación

- Piensa que una base + ingredientes principales + ingredientes opcionales = delicioso jugo.

- Para la base elige pepino, manzana verde, naranja o zanahoria.
- Para los ingredientes principales escoge dos como apio, calabaza, espinaca, brócoli, kale o col rizada, lechuga romana, espárragos, jitomate, col morada, betabel, coliflor, pimiento, col de Bruselas.
- Para los ingredientes opcionales que dan sabor al jugo escoge hasta tres, como limón, jengibre, cilantro, aguacate, perejil, pimienta de Cayena, canela, hojas de menta, hojas de albahaca.

Experimenta de acuerdo con tu gusto y ¡disfruta! Aquí te comparto algunos de mis preferidos:

Jugo *detox*

Dos manzanas, 1 puño de espinaca baby, ½ calabaza verde mediana, 1 limón pelado, 2 zanahorias medianas, ¼ pepino, 2 cm de tallo de brócoli, ½ rama de apio, ¼ de pimiento verde, ½ aguacate maduro y hielo.

Jugo de *kale*

Dos manzanas verdes, 1 puño de espinaca baby, 1 puño de *kale* (col rizada o verde), ½ limón sin pelar, ½ tallo de apio, 2 cm de tallo de brócoli, ½ aguacate y hielo.

Jugo de moras

Una manzana verde, 2 zanahorias medianas, 1 betabel, 1 puño grande de zarzamoras frescas o congeladas, hielo.

Si te comprometes a desintoxicarte con regularidad, pronto verás que la vida te cambia.

Plan b de *detox*: con alimentos

Si para ti el plan de *detox* con base en jugos no funciona, puedes también ingerir durante uno, dos o tres días, sólo verduras —crudas o muy poco cocidas— en un 75 por ciento; y fruta en el 25 restante. Te sugiero incluir estos alimentos que a continuación comparto, que, cuando se trata de limpiar tu organismo de toxinas acumuladas, son la mejor medicina. Hay alimentos que limpian el hígado, los riñones, la piel y el sistema digestivo, como los siguientes:

Alcachofas

Son muy altas en vitamina C y en fibra, incrementan la producción de bilis en el cuerpo, lo que ayuda a los intestinos a eliminar las toxinas.

El hígado agradece este tipo de alimentos, ya que nuestro estilo de vida moderno le exige demasiado para filtrar las toxinas; asimismo, contienen una sustancia que lo ayuda a romper los ácidos grasos.

Espárragos

Son una excelente fuente de vitamina K y folato —vital para la renovación celular y para las mujeres durante el embarazo. Cocinados a la parrilla con un poco de sal de grano y aceite de oliva son una delicia. También contienen vitamina A, C, B1, B2, B6, y muchos minerales como manganeso, potasio, magnesio, niacina y selenio.

Aguacates

Alto en fibra, antioxidantes y grasas saludables, el aguacate es un excelente apoyo en la dieta diaria.

Ajo

Este oloroso bulbo es uno de los mejores desinfectantes naturales y tiene muchas propiedades; puede destruir hongos, bacterias, virus y parásitos en el intestino. Cuando te sientes agripado, nada como una infusión caliente de limón, miel y un ajo molido en la licuadora. También ayuda con la limpieza de arterias y a bajar la presión sanguínea. Es famoso por sus propiedades antioxidantes y anticancerígenas, y por ayudar a limpiar las vías respiratorias.

Brócoli

Quizás sea el campeón en nutrientes entre todas las verduras. Este crucífero colabora con las enzimas de tu hígado para hacer que elimine las toxinas con mayor facilidad de tu organismo.

Cebollas

Son tan versátiles como buenas para la salud. Sus compuestos azufrados son los responsables de sus bondades terapéuticas. Tienen gran efectividad como antioxidantes y propiedades anticancerígenas. Ayudan a limpiar la sangre, así como a bajar el colesterol malo. Son ricas en fitonutrientes y biotina, la cual ayuda a metabolizar el azúcar y la grasa.

Col

Contiene ácidos grasos esenciales, proteínas, vitamina C, ácido fólico y muchos minerales. Por sus propiedades, es un excelente diurético, que ayuda a eliminar los líquidos acumulados en el cuerpo.

Jengibre

Los antiguos chinos ya conocían las propiedades y los valores medicinales de esta raíz. Te sugiero ingerirlo en té, rayarlo en sopas o en ensaladas. Lo anterior beneficia en especial al hígado cuando ha trabajado de más debido al exceso de alcohol o alimentos procesados.

Fresas

Ocho fresas te aportan más vitamina C que una naranja y, como parte de la familia de las moras, la fresa es de las frutas que tienen más antioxidantes para fortalecer la memoria, proteger de la artritis y las enfermedades del corazón.

Berros

Estas hojitas de sabor "apimentado" son maravillosas para elevar la cantidad de enzimas que ayudan a desintoxicar el organismo; además contienen fitonutrientes que inhiben los carcinomas.

Sí, querido lector o querida lectora, como podrás ver, los alimentos te ofrecen también la oportunidad de iniciar un ciclo desintoxicado, renovado y fortalecido, en el momento en que te decidas. Sin embargo, hay un pequeño detalle que hace toda la diferencia entre asimilar bien los nutrientes o no: la digestión.

Somos lo que digerimos

Cada dia es más común escuchar a las personas quejarse de algún problema relacionado con el tracto digestivo. "Vivo inflamada del estómago", "Tengo reflujo, diario tengo que tomar un antiácido", "Estoy indigesto", y demás. Y todos hemos comprobado que algún malestar sencillo puede echarnos a perder el rato, el día o la vida.

Se estima que el 40 por ciento de la población en el mundo sufre de algún tipo de trastorno relacionado con el estómago. Y lo paradójico es que no solemos relacionar una serie de síntomas y malestares comunes y complejos, como la degeneración macular, con el tracto digestivo.

"Nuestro sistema digestivo es crucial y vital para la salud y el bienestar, y sin embargo, lo exponemos a pruebas extremas todos los días al obstaculizar sus habilidades para operar de manera óptima", comenta la doctora Brenda Watson en su libro *The H.O.P.E. Formula*.

Si bien hemos escuchado aquello de *somos lo que comemos*, podríamos parafrasear y decir *somos lo que digerimos*, porque ésa es la realidad. Ya que de acuerdo con Watson, "Es esencial triturar (digerir), enviar al torrente sanguíneo (absorber), y llevarlo a las células (asimilar)." ¿Sabías que nuestro sistema inmunológico se basa en el estado de nuestro sistema digestivo? El problema es que a pesar de esmerarnos en comer los mejores alimentos orgánicos y nutritivos, no todo se absorbe y se aprovecha adecuadamente.

Sí, sentirte bien y con energía depende de la habilidad que el cuerpo tenga para digerir los nutrientes y eliminar lo que no necesita. Por lo que sería bueno ver este maravilloso sistema con nuevos ojos; ya que además de digerir los alimentos, en su tiempo libre tiene que filtrar, eliminar toxinas, parásitos, hongos, bacterias y virus. Por lo anterior, y como lo comenté, conviene hacer al menos un día de *detox* a la semana; es decir, consumir jugos de vegetales y fruta, para darle un pequeño recreo a nuestro tracto digestivo. Asimismo:

- Procura consumir alimentos naturales, crudos y orgánicos.
- Come despacio y mastica bien hasta que la comida quede como papilla para bebé.

Observa: la mayoría de las personas lleva el tenedor a la boca a la velocidad del rayo, ya sea por el apuro de conversar, el poco tiempo que tiene para comer, lo rico que está el platillo; o por simple hábito, porque su atención está en la televisión o porque piensa que el hambre se saciará más rápido. La que padece las consecuencias es la panza. Cumplida como es, para poder sacar su trabajo adelante, tiene que producir desagradables síntomas de indigestión.

La prisa al comer se presenta aun cuando nos reunimos con la familia o los amigos de manera relajada. El caso es que olvidamos por completo aquello que nuestras mamás algún día sabiamente nos dijeron: "Come despacio y mastica bien." Éste es el primer paso para tener una buena digestión, por ende, también es el principio de una buena salud. "Cuando no masticamos bien la comida, ésta se atora en el píloro, en el tracto digestivo y resulta en inflamación de abdomen y todo tipo de molestias estomacales", dice el gastroenterólogo José María Zubirán.

En realidad, comer apresuradamente no es más que un reflejo de lo acelerados que estamos por dentro. Es un síntoma de que buscamos la gratificación instantánea en el siguiente bocado, en el siguiente momento, en el siguiente día; en lugar de respirar y valorar el presente.

Masticar bien no es difícil, lo es más desarrollar la conciencia, la paciencia, el saber estar y apreciar los sabores, la compañía y el trabajo de quienes prepararon los alimentos. Es un acto de generosidad hacia ti mismo y hacia los demás. Sin contar con que todos nuestros órganos se beneficiarían con sólo poner a trabajar más la aperlada dentadura.

Entre los múltiples beneficios de masticar bien están el que tu digestión mejora, ya que los nutrientes viajan y se absorben más fácilmente; ¡adelgazas!, ya que comes menos al volverte más consciente de los niveles de saciedad antes de saturar al estómago con comida; reduces la posible acumulación de bacterias nocivas que provocan flatulencias y mal aliento; fortaleces tu sistema inmunológico y, sobre todo, saboreas más la deliciosa comida.

Cuatro claves que debes recordar

1. Respira

Al sentarte a la mesa, inhala y exhala tres veces para "acabar de llegar". Esto te ayudará a cambiar el ritmo que traías antes de sentarte a la mesa. No está de más aprovechar este momento y agradecer mentalmente por tener alimento en la mesa.

2. Haz una pausa

Suelta los cubiertos entre bocado y bocado. Esto cuesta un poco de trabajo si tienes muy arraigada la costumbre de apurar la comida. En lo personal, he encontrado que ese tipo de pausas me ayudan a estar más presente y a saborear mejor los alimentos.

3. Parte bocados más pequeños

Esto, además de ser benéfico, te hará ver más centrado, en control y más elegante.

4. Reanuda tus intenciones

Si las molestias estomacales te recuerdan que olvidaste tus buenos propósitos y comiste muy rápido, en la próxima comida inténtalo de nuevo. Te puede llevar de dos a tres semanas cambiar un hábito. Sin embargo, si persistes, todo tu cuerpo te lo va a agradecer.

Recuerda: es importante beber mucha agua, eliminar el consumo de café, alcohol y azúcar, consumir alimentos orgánicos con fibra y hacer ejercicio.

RECUERDA

- La intoxicación del organismo se hace evidente a través de síntomas como dolores espontáneos, sequedad en la piel, imperfecciones, falta de concentración y cansancio, entre otros.
- Las toxinas son las causantes de la intoxicación del organismo.
- La desintoxicación es una práctica que debe realizarse una o dos veces al año.
- El baño sauna y de vapor ayudan a eliminar toxinas, a relajar el cuerpo y la mente y favorecen el consumo de calorías.
- El ritual de cepillarse la piel del cuerpo es un método eficiente para eliminar toxinas y células muertas.
- Los jugos naturales, de frutas y verduras, son alimentos excelentes para desintoxicar el organismo.
- Las frutas y verduras son un pilar fundamental no sólo para desintoxicarte, sino para nutrir tu organismo.
- Come despacio y mastica cuidadosamente tus alimentos para ayudar a la digestión.
- La digestión es un proceso fisiológico clave para desintoxicar y, a su vez, la desintoxicación favorece la digestión.

Secreto 14

¿QUIERES MANTENERTE JOVEN Y SANO?: AMA

La abundancia no es algo que adquirimos.
Es algo con lo que nos sintonizamos.
DOCTOR WAYNE W. DYER

El amor rejuvenece

¿Sabías que sentir amor, cariño, o la emoción que proporciona proteger a alguien o algo te rejuvenece, te da salud y vitalidad?, ¿y que los beneficios son medibles? Y, por el contrario, no tener esta gama de emociones, además de que resta sentido a la vida, puede generar depresión, enfermedad y envejecimiento prematuro, ya que el cuerpo, en este último caso, literalmente no tiene motivo para regenerarse.

Cuando por las venas de una persona circula la renovadora energía del amor, de inmediato se nota en su andar, en el aprecio por la vida, en su tono de voz y en el brillo de los ojos. Además, en el organismo aumentan los niveles de inmunoglobulina A (IgA), anticuerpo encontrado en la saliva, las lágrimas y en otras secreciones. Este anticuerpo es nuestra primera línea de defensa en contra de patógenos invasores y una manera importante de medir la salud de nuestro sistema inmunológico.

Lo anterior también es válido si el cariño se dirige a una mascota (quienes amamos a los animales comprendemos a fondo este tipo de afecto).

Investigadores de las universidades de Pennsylvania y Maryland encontraron que a un año de haber sido hospitalizados por enfermedades cardiacas, el promedio de mortalidad entre los pacientes que tenían una mascota era de una tercera parte en relación con aquellos que no tenían una.

En 1980, el psicólogo David McClelland de la Universidad de Harvard mostró a un grupo de personas un video de la Madre Teresa de Calcuta. La cinta lograba contagiar su cariño y compasión por los enfermos. Después de verla, se midieron los niveles de IgA de los espectadores y se encontró una alza inmediata. Es decir, sentir la compasión y el cariño tuvo un efecto medible en su sistema inmunológico.

Después, los investigadores del HeartMath Institute, dirigidos por Rolling McCraty, replicaron el experimento para comprobar si lo mismo sucedía al autogenerar emociones de cariño y compasión, sin ningún estímulo externo que las provocara. Los resultados fueron asombrosos: los niveles de IgA en los participantes se elevaron 41 por ciento en promedio. Después de una hora, los niveles regresaron a números normales, pero en las siguientes seis horas continuaron elevándose poco a poco.

McCraty y su equipo demostraron que autogenerar emociones de cariño durante cinco minutos provoca que los niveles de IgA se eleven más que al ver un video de la Madre Teresa. Como se cuenta en el libro *The HeartMath Solution*, una semana después, a los mismos participantes se les pidió que por cinco minutos recrearan en su mente, de la mejor manera posible, la sensación de enojo o rabia provocada por algún suceso en su vida, y al terminar midieron sus niveles de IgA.

Con el enojo, de inmediato hubo un incremento de 18 por ciento, pero una hora después los niveles de IgA cayeron muy por debajo del nivel en el que estaban al comenzar la prueba. Seis horas después, todavía no regresaban a sus niveles normales. Esto significa que bastan cinco minutos de enojo para que la eficiencia de nuestro sistema inmunológico se dañe por más de ¡seis horas! ¿No es increíble?

Al cuerpo le cuesta mucho trabajo recuperar el balance una vez que el enojo se dispara. Sin embargo, es un hecho que las emociones conforman y le dan sentido a nuestra vida. Veamos.

Las emociones son vida

Imagina que cantas una canción de una sola nota, sin entonaciones. Sería, además de imposible, tremendamente aburrido, ¿no? Eso mismo sucedería con una vida sin emociones, sólo que rara vez las valoramos.

Hace poco tuve la singular experiencia de ver un video de dos minutos de duración sobre la ciudad de Manhattan, en el que se mostraba una serie de tomas y diferentes aspectos de la metrópoli en un segundo: personas, momentos, autos, parques, calles, en fin. Sólo que había dos versiones. En la primera, la música de fondo era caótica, como Manhattan mismo, al grado de resultar incómoda y dar ganas de parar el video. En cambio, la segunda versión transmitía la belleza, la armonía y la buena vibra que la ciudad de la gran manzana puede tener. Era el mismo corto, las mismas tomas y la misma duración, la única diferencia radicaba en el fondo musical, que era una pieza de música clásica. La experiencia cambió radicalmente.

No me imagino cómo sería el corto sin sonido, sin un barco que nos llevara por su travesía visual. Los expertos dicen que 50 por ciento del sentir y del ver una película está constituida por las tomas y las situaciones que plantea, mientras el otro 50 por ciento lo conforma el *soundtrack*. Las emociones son como la música de fondo que influye en nuestra percepción de las personas, los momentos y la vida misma sin darnos cuenta del todo.

Como vimos, los científicos han confirmado repetidas veces que nuestras reacciones emocionales se muestran en la actividad del cerebro, aun antes de que tengamos tiempo de pensarlas. Es decir, primero percibimos algo, lo evaluamos emocionalmente y después lo pensamos.

Las emociones para bien o para mal tienen un gran poder, le dan sentido a todo lo que hacemos, son nuestra música de fondo y colorean nuestra vida. Nos hacen gozar cuando conquistamos la cima de una montaña, disfrutar un partido de futbol o entusiasmarnos al abrir un regalo de cumpleaños, o bien, sentir el amor al abrazar a un ser querido.

Se estima que 80 por ciento de todas las enfermedades comienzan en el corazón, ya que éste envía la información de alguna emoción negativa al cerebro, el cual, a su vez, genera toda clase de químicos que recorren el cuerpo entero a través de la sangre. ¿Qué tal?

Sabemos que la energía no se puede crear o destruir, sólo transformar, por eso, si notas que tu música de fondo es caótica, detente, respira y piensa en algo o alguien a quien ames. Cambia esa emoción negativa por una de aprecio y gratitud que te devuelva la armonía que todos tus sistemas agradecerán a nivel celular.

La invitación es, una vez más, a sentir y enfocarnos de manera consciente en las emociones de amor, gratitud, cariño, protección hacia los seres humanos o hacia los animales; autogenerarla todos los días a manera de meditación. El poder que tienen estos sentimientos para elevar significativamente nuestro sistema inmunológico, rejuvenecernos y darnos salud y vitalidad es increíble. La receta es fácil, ¿no?

El amor ya está en nosotros, venimos del amor, nos creó la fuerza del amor y somos amor. Por ende, no es necesario buscar el amor, sólo darte cuenta de que está en ti y que la vida ya te ama.

La vida te ama

"Date cuenta de cuánto la vida te ama." La primera vez que escuché esta frase de la reconocida Louis Hay, fue en un seminario del doctor Robert Holden sobre el amor. Nunca la había siquiera considerado. Despertar y comprender su significado abrió una nueva ventana hacia mi mundo interior y las latitudes de la conciencia.

Gracias a ella y desde entonces, cuando estoy presente, puedo ver la vida a través de una lente que amplifica todo lo bello que nos ofrece y que comúnmente no vemos, o de lo que ni siquiera nos percatamos. Agradecí tanto esa enseñanza que quiero compartirla contigo, querido lector, con la esperanza de que tenga el mismo efecto en ti.

Antes que nada, piensa: ¿qué es el amor cuando no es una palabra? Analiza los distintos actos de amor que has recibido de las personas en esta última semana. Pueden ser tantas cosas, por ejemplo, un gesto, un detalle, un guiño, el tono en las palabras, las miradas, las caricias, la compañía, la presencia y demás. Un acto de amor es que alguien te sonría, te ceda el paso, te llame para ver cómo estás, que te ofrezca su ayuda, que te acompañe, que te escuche. ¿Notamos este amor, lo apreciamos?

Solemos categorizar dichos actos en grandes o pequeños. Pero, bien vistos, los actos de amor son sólo actos de amor, carecen de tamaño. ¿Quién les pone las etiquetas?, ¿quién los minimiza? Nosotros, tú y yo, nadie más. Al no darles valor o notarlos se reduce nuestra experiencia de gozo en la vida.

Así que te vuelvo a lanzar la pregunta: ¿cuántos actos de amor has recibido en los últimos seis días? ¿Te has dado cuenta de ellos?

Una vez que los traigas a tu mente, te invito a ver el cielo, los pájaros, los árboles, las flores, el agua, el sol, las piedras, la tierra o a tu mascota. Ve a tus hijos, a tus amigos, a tus maestros, a tu pareja (si tienes una buena relación, claro). El amor está aquí todo el tiempo, ¿lo notas, lo puedes percibir como una hermosa expresión que la vida te ofrece? Todo lo anterior se revela si estás presente, conectado contigo mismo en segundos de conciencia. Entre más te abres y te muestras a la vida, más amor encuentras y es entonces cuando la vida se llena de luz y te sientes parte del todo. Y la única manera de encontrar el amor es ser una persona amorosa.

Nada está separado de nada

En la actualidad, gracias a la ciencia, hemos aprendido a ver el mundo de manera distinta. Hoy sabemos que los átomos son 99.999 por ciento energía y no puntitos separados entre sí, como nos habían enseñado. Nada está separado de nada. Todo en la creación es parte del todo. Cada uno de nosotros, cada partícula en la naturaleza es parte de esa *unidad*. Unidad a la que bien podríamos llamar Dios, Conciencia, Energía Universal o como desees, y que es simplemente *amor*.

Vivimos rodeados de amor. Sin embargo, en lo cotidiano es muy fácil olvidarse de él. Sabemos la manera de estar ocupados y andar deprisa, creemos que todo lo hacemos por amor, cuando en realidad nos alejamos de él y de nosotros mismos. Lo curioso es que el universo no reduce su generosidad porque tú o yo no le pongamos atención. ¿Cuándo has visto que el sol nos diga "me deben, eh"?

Te invito a darte cuenta de que la vida te ama, no salgas a buscar amor a algún lado. Éste es un llamado a sintonizarte con algo que siempre ha estado y estará ahí. Está presente. Tú y yo somos una expresión del amor. Nuestro ser interno está hecho a imagen y semejanza de Dios y ¿qué es Dios sino amor? Resulta curioso que la frase "amor a ti mismo" sea un pleonasmo.

Un gurú yogui decía que la gente se sube a cruceros para ir de vacaciones cuando, sin importar en donde se encuentre, sólo tiene que cerrar los ojos y sintonizar con su paraíso interno y con el amor. El secreto está en estar abierto para descubrirlo, visitarlo y recibirlo.

Soy amor o ¿soy amor?

Si bien todo lo anterior resuena como una verdad en alguna parte de nuestro ser interno que reconoce que "es amor", también existe otro ser —el exterior, nuestra personalidad, nuestro ego— que no sabe amar y al que le cuesta mucho trabajo comprender qué es el amor incondicional. Su duda siempre es y será: "¿Soy amor?" Este ser exterior que siempre está lleno de dudas acerca de si lo aman o no, suele ser inseguro y, por lo tanto, soberbio; y constantemente se pregunta si es digno de ser amado. ¡Vaya paradoja!

Desde esa perspectiva, el mundo se convierte en un lugar oscuro y solitario. Lo irónico es que no puedes *hacerte* querible, sólo puedes *ser* querible y darte cuenta de que en tu ser interno ya eres un ser adorable.

Ahora bien, ¿te has percatado de que es más fácil amar a otros que amarte a ti mismo?, ¿no te parece absurdo? La realidad es que entre más te amas a ti mismo, más reconoces el amor y, por ello, se vuelve más fácil amar a los demás.

Asimismo, lo hermoso es que cuando admites la existencia de ese amor fundamental, para los demás es más fácil amarte. Es así que tu relación contigo se refleja en la relación que tengas con amigos, familiares, extraños o enemigos. De ahí la famosa frase: *no vemos la vida como es, la vemos como somos*.

La calidad de relación que tienes contigo determina la calidad de relación que tienes con cualquier otra cosa. La manera de relacionarte contigo afecta toda tu vida a nivel físico, emocional y espiritual; y en el aspecto físico, impacta tu salud y bienestar.

En el ámbito emocional, el amor a ti se reflejará en tus relaciones, en tu creatividad, en las metas que te impongas o abandones, pero, sobre todo, en el grado en que sientes que "mereces" ser amado.

En el ámbito espiritual, influye en tu relación con Dios, en tu nivel de felicidad y cómo la repartes —o la robas— en el mundo. Por ello, tu vida se volverá mejor en la medida en que te lleves bien contigo. De hecho, toda la felicidad, salud y abundancia que podamos experimentar en la vida viene de nuestra habilidad para amar y ser amados.

La meta no sólo es encontrar el amor en nuestra vida, sino ser una presencia del amor. Ése es nuestro verdadero trabajo en este mundo.

Date cuenta de lo que la vida te ama. Imagina que toda la belleza que ves, sientes y percibes fue creada para ti, para tu disfrute y deleite, como muestra del amor que siempre está presente y sólo requiere abrirle la puerta.

A continuación quiero compartir contigo una experiencia que conocí de cerca y que comprueba lo expuesto en este apartado.

El amor modifica tus células

Hay personas que tienen el don de hacer fácil lo complejo, de sacar lo mejor de lo peor y de hacernos ver el mundo de posibilidades que hay en las pequeñeces que nos rodean.

Tal es el caso de Gerardo y Maruja Cándano, un matrimonio ejemplar que a raíz de una experiencia dolorosa, no sólo escribió un libro hermoso *Un regalo con envoltura extravagante*, en el que comparte su crecimiento a partir de lo aprendido y lo vivido, sino que además fundó el Centro de Curación de Actitudes (CECURA), que ha ayudado de manera altruista a personas que pasan por un proceso doloroso.

Gerardo, abogado litigante, recibió un diagnóstico de cáncer nada esperanzador, que le daba tan sólo cinco años de vida. Durante 20 años vivió y comprobó la importancia que tiene el amor, el apoyo de tu familia, la actitud, la unión, los pensamientos, el perdón, la fe, el espíritu y la física cuántica para sobrevivir de manera digna.

A partir del diagnóstico de cáncer, Gerardo comenzó un camino de búsqueda espiritual. Aprendió a percibir cualquier hecho, suceso o circunstancia como un maestro y una oportunidad de aprendizaje. Su actitud frente la enfermedad fue un gran ejemplo que inspira y transforma: "Acepta el diagnóstico, tienes un tumor canceroso, pero no aceptes el pronóstico. El tiempo de vida es tuyo, está en tus manos y en las de Dios, así que estudia, aprende, trabaja, inventa, dibuja, escribe un cuento, lee cuentos. Vivir es una aventura, no un destino, sanar es una aventura, una experiencia de vida."

Gerardo y Maruja pasaron por todos los procesos naturales de aceptación que cualquier ser humano siente ante una pérdida. Sin embargo —y ahí radica la diferencia—, decidieron levantar la cara con amor, tomarse de la mano, ampliar su conciencia, su espiritualidad, verlo como una oportunidad de crecimiento, informarse y actuar.

En su libro, Gerardo escribe: "Cuando el médico me dijo: 'Usted tiene un serio problema con ese tumor', le respondí: 'No. El que tiene un problema es el tumor, porque voy a acabar con él'. Yo no era el tumor. No era la enfermedad." Y así como lo escribió, lo realizó.

Tanta ayuda requiere el enfermo como el acompañante que vive con él. Mi reconocimiento y admiración a Maruja, quien, con su amor, personifica de manera sublime aquella promesa que todos pronunciamos al momento de casarnos, sin saber bien a bien su significado real: en lo próspero y en lo adverso, en la salud y en la enfermedad.

Gracias a este *Regalo con envoltura extravagante* transformó su vida y la de muchas personas a lo largo de los 20 años que vivió. Gerardo y Maruja crearon algo a partir de su experiencia, y con ello entiendo que nada en la vida es una casualidad.

Su ejemplo sirve de testimonio fehaciente que comprueba que la unión, el amor y la actitud pueden modificar no sólo las células de nuestro cuerpo, sino la enfermedad en sí y nuestra visión de la vida.

Al terminar de leer el libro comprendí mejor el dicho de los sufís: "Cuando el corazón llora por lo que ha perdido, el espíritu ríe por lo que ha encontrado." ¿Cuál es la diferencia? El amor y la actitud.

RECUERDA

- El amor te rejuvenece, te da salud y te infunde vitalidad y energía.
- El amor fortalece tu sistema inmunológico.
- El cuerpo tarda mucho tiempo en recuperar el equilibrio tras experimentar emociones o pensamientos negativos.
- Las emociones determinan tu percepción sobre las personas, los hechos y la propia vida.
- Las emociones son el primer filtro a través del que percibes al mundo, después viene la razón.
- Los actos de amor son una constante en tu vida cotidiana, sólo necesitas hacerte consciente de ellos.
- La vida corresponde tu apertura hacia ella con amor.
- El amor es una fuente inagotable de generosidad para quien lo da y para quien lo recibe.
- La regla es que entre más te amas, más amor puedes dar a los demás.
- La calidad de relación que tienes contigo determina la calidad de tus relaciones con todo lo existente.

Secreto 15

ABRE LOS OJOS: AGRADECE

Agradece el poder del misterio

Después de lo que hemos visto a lo largo del libro acerca de todo lo que te ayuda a crear, fortalecer y reparar tu energía, a estar más sano y a verte mejor, el último secreto que comparto contigo, querido lector, para mí es el más importante de todos: agradecer.

Antes, permíteme contarte dos historias que en lo personal me han inspirado a practicar a diario el agradecimiento, espero generen lo mismo en ti.

La historia de Beck Weathers

Ya lo daban por muerto, su caso es un completo misterio para la ciencia. Beck Weathers, de 49 años, un experimentado escalador, llevaba 36 horas enterrado bajo la nieve del Everest; sólo su cara y una de sus manos se podían ver. "Está muerto", escuchaba decir a los escaladores que pasaban a su lado y se dirigían a la cumbre. Él, desesperado, no podía moverse, ni siquiera parpadear.

La temperatura era de 40 grados centígrados bajo cero y los vientos corrían a 65 kilómetros por hora, cuando se desató la inesperada y devastadora tormenta que pasó a la historia como el "Desastre del 96", y que causó la muerte de cinco de sus compañeros. A Beck le faltaban escasos 450 metros para llegar a la cumbre.

En la tienda congelada del Campamento III, el doctor Ken Kamler atendía a los sobrevivientes, cuando de pronto Beck entró caminando como una especie de momia. ¡Nadie lo podía creer! Kamler no se explicaba cómo Beck había podido sobrevivir dos días y una noche en las condiciones que prevalecían. "Yo esperaba que estuviera totalmente incoherente –comenta Kamler en TED–, cuando para mi sorpresa me dijo: 'Hola Ken... ¿Dónde me puedo sentar? [...] ¿Aceptas mi seguro de salud?', todavía con humor para bromear."

Si bien Beck tenía toda la cara necrosada y el cuerpo casi congelado, había hecho posible lo imposible: revertir una hipotermia severa. ¿Cómo lo logro? Ése es el gran misterio.

El recuerdo de su esposa y sus hijos que lo esperaban en casa fue lo que le dio fuerza y energía para sobrevivir. ¿Amor, Dios, inteligencia divina, poder de la mente? Cada persona tendrá su conclusión; sin embargo, estoy segura de que después de esta experiencia Beck nunca volvió a ser el mismo.

Su historia nos invita a despertar y a darnos cuenta de que la vida no tiene que recordarnos ni llamarnos la atención sobre lo afortunados que somos.

Descubrir la fuerza que tenemos en nuestro interior y que pocas veces reconocemos debe generar un perpetuo estado de agradecimiento. Se trata del mismo poder que organiza todos y cada uno de los sistemas que tenemos en el cuerpo para mantenernos vivos. Esa inteligencia es la que hizo que un esperma y un óvulo se unieran para darnos vida; es la potencia que, de manera anónima, fiel y automática sostiene el latido de nuestro corazón desde que nacemos.

Aquella fuerza que, mientras vivimos como si el milagro no existiera, envía más de siete litros de sangre por minuto a través de un sistema circulatorio que mide dos veces la circunferencia de la Tierra.

Existe una inercia divina que en el tiempo que nos toma una inhalación repara los tres millones de glóbulos rojos que en cada segundo perdemos, y que segrega la cantidad exacta de enzimas que requerimos para digerir cada tipo de alimento.

¿Sabías también que en el tiempo en que lees este texto el cuerpo lleva a cabo cientos de miles de reacciones químicas a nivel celular, y que en cada segundo mueren 10 millones de células que se reponen en el siguiente segundo? Esa inteligencia superior combate miles de virus y bacterias sin que seamos conscientes de que algo nos ataca. En sólo una hora tus riñones filtran litros y litros de sangre que convierte en orina para eliminar los desechos.

Ese misterio incondicional vive cada segundo del día dentro de nosotros y es el mismo que deja nuestro cuerpo en el momento en que morimos. ¿Lo hemos reconocido, lo hemos volteado a ver, le hemos agradecido? Ese misterio es la expresión milagrosa de la vida. No esperemos a vivir una experiencia límite para percatarnos de ella, y entonces sí vivir perpetuamente agradecidos. Te invito a darnos cuenta de todos y cada uno de los detalles con los que amanecemos que nos vuelven la vida placentera: una cama confortable y calientita, agua corriente en la regadera a la temperatura que desees, alguien a quien abrazar y que te abrace, un café caliente por las mañanas, un teléfono a la mano para llamar a donde queramos, en fin... es cuestión de sólo voltear, despertar y darnos cuenta.

Sucedió en un instante

Esa tarde lo conocí. Había leído la historia de Fritz y su proceso de recuperación, en su libro *Sucedió en un instante*. Una de las frases que más llamó mi atención fue "cuando las condiciones de vida son miserables, surge el espíritu más puro del ser humano."

Durante la plática, enumeró las sincronías afortunadas que tuvieron lugar para que su recuperación —insólita desde el punto de vista médico— pudiera darse. Salvarse de una cuadriplejia no es un asunto común, y menos lo es sobrevivir a que una *pickup*, de no sé cuántas toneladas, te caiga sobre la cabeza. Si bien, y sin duda, es un milagro, también es un "mi logro".

Y digo *mi logro* porque Fritz en su libro relata: "Acabé por convencerme de que no había imposibles." Con ello nos demuestra que mediante la fe, la disciplina, la tenacidad y la voluntad férrea, y, sobre todo, al hacer oídos sordos a lo que los médicos le pronosticaban, hizo su parte. Como dice en la frase inicial: "Si haces tu parte, las estrellas se alinean, el cielo se abre y sucede lo impensable."

Un accidente cimbra todo, pero a veces puede servir como la oportunidad para una verdadera transformación. Para Fritz, las estrellas se alinearon, el cielo se abrió y sucedió lo impensable, salió adelante; la pregunta que surge es: "¿Para qué?"

La primera palabra que florece entre líneas desde el inicio de la lectura es *gratitud*. En especial cuando leemos párrafos que nos abren la conciencia como: "Tuve que pasar por lo peor para aquilatar las cosas simples: una ducha, el chorro de agua tibia sobre la cara, el aire fresco, la belleza de un árbol frondoso." O bien: "Nunca aprecias lo que es bajarte de la cama hasta que debes esperar 45 minutos viendo al techo a que llegue un camillero a ayudarte."

En especial, te confronta una vez más, cuando lees estos renglones tumbada en un sillón muy cómodo, bañada por el sol, frente a una ventana que deja ver el verde de las plantas del exterior y puedes llevarte una taza de té a la boca y levantarte si lo deseas.

Su libro nos vuelve conscientes de la riqueza de la que estamos rodeados —en todos los sentidos—, al punto de provocarnos lágrimas de agradecimiento y confirmarnos ¡cuán ingratos hemos sido y somos con todo lo que la vida nos ha regalado y damos por hecho!

Nos hace conscientes de que la vida en sí y por sí misma es un privilegio. De igual manera, nos hace conscientes de que el bien existe por naturaleza, debajo de las peores experiencias.

Nos invita a percatarnos de la fragilidad humana, a ver la vida con el asombro de un niño y a darnos cuenta de que en cada esquina hay otro regalo en espera de sorprendernos, y que lo hará en la medida en que logremos controlar la tendencia a las comparaciones, a dar las cosas por un hecho o a pensar que lo merecemos. Nos enseña que la belleza no está en el camino, sino en nuestra disposición a recorrerlo.

Me conmueve cuando escribe: "Si algo me duele, agradezco tener la sensibilidad para percibirlo. Prefiero el dolor a la pérdida de sensaciones", Fritz nos muestra que el dolor que se enfrenta con valentía, fortalece y nos convierte en mejores seres humanos; que todo logro en la vida es cuestión de tiempo y tenacidad; que lo que nos sucede son experiencias −buenas o malas−, pero no es lo que determina ni define quiénes somos; nos muestra que su accidente es el mejor recordatorio de que hay que aprovechar la vida.

Dice Albert Schweitzer, misionero y filósofo, ganador del Premio Nobel: "A veces nuestra propia luz se apaga y la chispa de otra persona la revive. Cada uno de nosotros tiene razones para pensar con profunda gratitud en aquellos que han encendido la llama dentro de nosotros."

Lo que Fritz ha vivido le ha dado el privilegio de ser esa chispa en la vida de todos los que se encuentran con él. La gran lección que nos deja es la gratitud, que al practicarla nos da, como le dio a él, paz, serenidad y felicidad.

Vivir en la escasez o en la abundancia se decide

Nada de lo que diga puede explicarte el Amor Divino;
sin embargo toda la creación no puede dejar de hablar de Él.
RUMI

Observa a las personas cuya vida es abundante en términos de que rebosan salud, amor y son exitosas. Ellos, con su actitud, su armonía interna, la generan y la aceptan con gracia. Si bien esto requiere de trabajo, no lo es todo. Hay que desarrollar una musculatura interna que la fortalezca. Y en especial un campo electromagnético que vibre en ondas altas, es decir, que de tu corazón y de tus pensamientos salgan emociones de gratitud, de compasión, de generosidad, ya que por ley atraerá todo aquello que vibre en su misma frecuencia. Esto no es metafórico, tampoco filosofía *new age*, está comprobado por los científicos. Por lo anterior, para sostener la abundancia en tu vida, antes que nada es básico aceptar que eres una persona valiosa y la mereces. La abundancia es el resultado de autovalía personal. Asimismo, lo hemos reiterado de manera consciente con el riesgo de cansarte, evita las emociones negativas y depositar tu valía personal en cosas ajenas y externas; eso es igual a construir una casa en la arena, cualquier viento se la lleva. Si la gente nos retira su aprobación, si el dinero de la cuenta se termina, la casa se desploma.

El sentirte valioso te permite explorar caminos que te lleven al bienestar y al gozo. En cambio, el sentirte no merecedor es el resultado del miedo, la autodevaluación y demás, lo que te impide siquiera abrirle la puerta a la abundancia.

Por supuesto, cuando me refiero a abundancia no significa tener la salud, el amor o la riqueza perfectos. La abundancia se encuentra en el espíritu, en la actitud, en la forma de mirar y aceptar la vida. Es precisamente esa abundancia la que te permite navegar en ese océano de imperfección que es la vida. Así que más que buscar un estado de gozo eterno, la misión es navegar en la incertidumbre con la imperfección como guía.

Cuando se vive en la "escasez"

¿Conoces a alguien cuya vida navega en la escasez? Personas que viven en el miedo, en la culpa, en el rencor y, por lo tanto, lo que experimentan es soledad, fracaso y mala salud. Cuando somos adictos a los pensamientos del miedo, como los alcohólicos, tenemos que recuperarnos día a día con unos minutos de meditación. Es cuestión de recordar quiénes somos. El amor es un viaje a nuestro interior, a nuestra esencia, a nuestra casa

Observa que aún sin habernos levantado de la cama, lo primero que cruza por nuestra mente es "no dormí lo suficiente", seguido de "no tengo tiempo suficiente". Y ahí nos vamos, como dice la canción. Sin darnos cuenta, nuestras conversaciones, preocupaciones, pensamientos y quejas nadan en las aguas del "no es suficiente": no hacemos lo suficiente, no nos ejercitamos lo suficiente, no hay dinero suficiente, no tenemos suficiente poder, suficiente aventura, suficientes fines de semana o suficiente descanso. Y ¿qué crees? Eso será lo que atraigas durante el día. Tú lo llamas al tener una actitud de escasez. De la misma manera, no estamos lo suficientemente delgados y en forma, no somos lo suficientemente inteligentes, atractivos o ricos. Entre más nos quejamos, más descendente se vuelve la espiral. Esa impresión de sentirnos siempre "detrás de" en lo físico, mental o emocional —sea cierto o no— nos recibe al abrir los ojos, y antes de dormir nuestra mente, cual alumna cumplida, nos recuerda y tortura con la cantidad de cosas que nos faltaron hacer, lograr, terminar o conseguir.

Sin percatarnos, esta sensación crónica de escasez invade no sólo el día a día, sino el pensamiento y los actos, y se convierte en la lente a través de la cual nos relacionamos y creamos un modo de vida.

Basta mirar nuestra cara en el espejo o ver los rostros de la gente en la calle, sin importar la situación económica que se tenga, ya sea que tengamos lo suficiente o más de lo que necesitamos, para percibir una mirada que refleja "algo me falta".

Y así empezamos a caer en la trampa de creer que ese vacío desaparecerá al comprar o acumular bienes. Esta mentalidad de escasez no es lo natural, observa cómo todos los elementos en la Tierra son generosos a manos llenas; a nuestra llegada, esa sensación no estaba en el mundo, nosotros la creamos con nuestro pensamiento, expectativas y actitud. La oportunidad está en cambiar el pensamiento, en despertar y decidir si permitimos o no que se adueñe de nuestra vida.

Cuando se vive en la abundancia

Una mañana soleada, como la de hoy en la que escribo, invita a despertar y notar la abundancia en la que vivimos. Si sólo la apreciáramos... Todo es cuestión de perspectiva. Y al decir abundancia no me refiero a una medida de algo, ni a cantidades de nada en el mundo de la materia. Es una mentalidad, un enfoque, un modo de vivir. Es una forma de experimentar la vida, una afirmación, una conciencia, una decisión sobre cómo queremos ver las cosas y las circunstancias.

Cuando te enfocas en lo que sí tienes —llámense piernas, brazos, capacidad de comunicarnos, de saborear, de ver, de escuchar nuestro entorno, los sonidos y la belleza—, verás que dentro de ti está esa libertad, esa integridad y esa abundancia. Es como el sol que, al iluminar la nube negra, la disuelve. Desde ese lugar se adquiere el poder de atraer, de conquistar, contagiar y de sacar lo mejor de ti. Es sólo desde ese lugar que el amor fluye, la sabiduría llega y la fuente de recursos intangibles aparece. Es desde ese lugar que la perspectiva de los problemas disminuye y tu relación con la vida cobra sentido y se enriquece.

Vivir en la abundancia es vivir en la verdad y el agradecimiento. Es comprender que, incluso en la escasez de recursos económicos, tienes la capacidad de ver tu abundancia interior como medio para enfrentar los retos de la vida. De hecho, es la única manera y el único lugar desde el cual tienes claridad de pensamiento para generar las respuestas que la vida te exige.

Cuando agradeces y dejas de vivir en los terrenos de la escasez y la mendicidad, que te obligan a siempre perseguir y nunca alcanzar, como en un círculo vicioso que condiciona la autorrealización, es que descubres la infinidad de recursos que no sabías o no imaginabas tener. Ese anhelo de encontrar la plenitud no se satisface esperando algo externo.

Cuando sueltas la necedad mental de la escasez, liberas una cantidad enorme de energía aprisionada; entonces llega la oportunidad de apreciar lo que ya tienes y regodearte en ello. Esa es la forma en que por naturaleza, llega la abundancia.

Para vivir mejor y superar los momentos difíciles no necesitas tener ni anhelar más, sino apreciar más lo que ya está aquí con y en ti.

Para lograrlo, lo primero que necesitas es sentirte merecedor de abundancia, amarte y saberte valioso. Elegir en cada momento, en dónde estás parado; no en términos del mundo, sino dentro de ti.

Sin duda, la felicidad, la salud y la abundancia que experimentes en la vida, surgen de la habilidad de amarte a ti y a los demás. Y con esto naces, ya está integrado en tu naturaleza. Lo que importa no es a quién amas, en dónde amas, por qué amas o cómo amas, lo único que importa es que ames. Lo similar atrae a lo similar.

¿Qué ayuda?

1. Darte cuenta de quién eres en realidad

Somos un ser y un humano en la misma persona que habita esta Tierra. El ser es el amor puro por naturaleza y lo encuentras una vez que logras quitarte el caparazón del humano compuesto por el cuerpo, el ego, la personalidad y el rostro que muestras al mundo. Ese humano es simplemente una bolsa llena de juicios y perjuicios que no sabe ver más allá de lo que tiene en sus narices.

2. Relajarte y saber que eres amor

En el momento en que te relajas, todo fluye y te vuelves más atractivo para los demás, más divertido y es más fácil de enamorarse de ti. Amor es lo que eres. Que te quede muy claro, no significa que el amor está en ti, sino que ya lo eres. Resulta que todo lo que compone al cuerpo, por sí solo no sabe amar, por eso se esfuerza tanto para conseguirlo. Detente, respira, relájate y permite que surja quien en verdad eres.

Somos creadores de nuestra vida

Las dos historias que te narré al inicio del apartado nos muestran que es posible decidir cómo vivir; son una muestra de que somos más poderosos de lo que creemos. Su ejemplo nos enseña que los obstáculos son mentales, que nuestros pensamientos tienen la fuerza para superar lo inimaginable: una paraplejía o una hipotermia severa.

Mark Twain decía: "No puedes depender de tus ojos cuando tu imaginación está fuera de foco." ¿A qué se refiere con "fuera de foco"? Precisamente a todas las creencias limitantes, como lo vimos al inicio del libro: "No puedo cambiar" "No podré encontrar trabajo" "Nadie me escucha" "Es que tengo mala suerte" "A fulano no le caigo bien", y demás.

La actitud de ambos sobrevivientes marca la diferencia entre un estado de supervivencia o de creatividad. Desde el momento en que nos aventuramos a hacer algo de lo que no nos creíamos capaces, creamos una nueva experiencia de vida. La energía que surge de esta vivencia se traduce en una gran fuerza interna, una gratitud que nos motiva a seguir. Ahora veamos...

Cómo convertir el temor en energía

I. Si has tenido un deseo o un sueño de hacer cosas grandes o diferentes en tu vida, en tu trabajo o por los demás, observa las ideas que te impiden realizarlo, las cuales han anidado en tu mente y muy probablemente ni siquiera sean tuyas. Quizá las escuchaste de un compañero, de un hermano o un adulto cuando eras niño ¡y te las creíste! La tarea es darte cuenta y oprimir el botón "eliminar" para desechar cualquier limitación. Todos tenemos esos fantasmas que empañan nuestra autoestima y seguridad personal.

2. No le creas a esa voz interna que te detiene, pues si bien es parte de ti, no eres tú. En la medida en que le creas y des palabras a esas creencias limitantes como si fueran reales, más se aferrarán a tus neuronas y a tu conducta.

3. Lánzate a lo desconocido. Levántate, déjate de pretextos y cambia la frase "no voy a poder" por "sí puedo", y piensa en los resultados que disfrutarás en un futuro. De nada sirve repetir una y otra vez determinado deseo o anhelo, es necesario que los sientas, lo creas y lo vivas como real para crearlo.

4. Recuerda que si quieres hacer algo, hazlo. Enfócate y hazlo. Punto y se acabó. No te permitas pretextos que limiten tu vida.

5. Agradece, agradece, agradece. Es una fuerza muy poderosa, que pone las cosas en perspectiva, es magnética y energetizante. Biológicamente, todos los sistemas de tu cuerpo, incluyendo el cerebro, trabajarán en mayor armonía y cada célula de tu cuerpo se beneficiará. Recuerda que lo similar atrae lo similar. Física, emocional y mentalmente te vas a sentir mejor.

Cuando agradeces de corazón, éste se abre a los mensajes del alma y te vuelves receptivo. Por eso la gratitud es la puerta a la inspiración. Agradece a la vida por lo que tienes, por lo que eres, agradécete a ti todo lo que haces por ti, agradece a tu pareja, a tu trabajo; agradece tu salud, todo. ¿En qué se traduce esto? En salud, en fortaleza y en energía.

Agradecer se ha vuelto, desde que lo hago de manera consciente, el sólo hecho de estar viva, de estar sana, de poder caminar, de ver, oír y demás, de tener un esposo como el que tengo, a quien adoro, a mis hijos, nietos, un trabajo al que amo, en fin... la clave para ser feliz.

Me siento —y me sé— una mujer plena, enamorada de la vida. Sé que cada avance que he tenido ha sido por el desarrollo de la conciencia, a lo cual me he dedicado los últimos 12 años. Agradezco más estar en la Tierra, el disfrutar de este mundo hermoso, de sentirme parte de esa fuerza divina, creadora que lo envuelve absolutamente todo. Esto no significa haber librado pruebas fuertes a lo largo de mi vida, sin embargo, hoy —a pesar de todo— agradezco haberlas tenido porque como dice Rumi, "La herida es el lugar por donde la luz penetra."

Dicho lo anterior, no cabe duda de que todos tenemos días en que nos sentimos como el coyote de las caricaturas que persigue al correcaminos: todo te pasa y nada te sale bien. Además, pareciera que tu cerebro tampoco quiere que te sientas contento, te arroja pensamientos de culpa, inferioridad, rencor y crea otras nubes negras que te hunden aún más. Al mismo tiempo, pareciera que hay personas que aman las tragedias y encuentran cierto gozo morboso en hablar de ellas y difundirlas a cualquier persona que se les acerque, o sea, tú.

Cuando enfrentas una jornada de pesadilla, te preguntas por qué te sientes así. Y, aunque te parezca difícil de creer, hay una explicación y se encuentra en...

El centro de recompensa

Los neurocientíficos, además de dedicar sus vidas a estudiar lo que sucede dentro de esa masa gris que con frecuencia parece gobernar nuestras vidas, estudian también las razones y los porqués de sentirnos plenos y felices o lo contrario.

Bien, pues me parece fascinante saber que, por ejemplo, emociones tan diferentes como el orgullo, la culpa o la vergüenza activan el centro de recompensa del cerebro. La preocupación y la ansiedad también hacen que, a corto plazo, tu cerebro se sienta mejor, pues interpreta esos sentimientos como una actividad beneficiosa para solucionar tus problemas; es decir, con los sentimientos negativos se activan por igual los centros de recompensa.

Esto explica por qué para algunas personas resulta tan atractivo —incluso adictivo— apilar emociones oscuras como si formaran parte de una colección. No obstante, este mecanismo funciona al principio, porque, a la larga, la culpa, la ansiedad o la preocupación pueden aniquilar la vida de cualquiera.

El neurocientífico e investigador Alex Korb, de la UCLA, y autor del libro *The Upward Spiral*, nos explica cómo lograr una espiral ascendente, para conseguir un estado de paz y serenidad en esos días en que imitamos al coyote. ¿Cuál es?

Hazte la siguiente pregunta: ¿Qué tengo que agradecer?

Sabemos que agradecer nos hace sentir muy bien, pero ¿en realidad tiene consecuencias en nuestro cerebro a nivel biológico? La respuesta es sí.

Sentir agradecimiento estimula la producción de dopamina y de serotonina, al igual que lo hacen algunos de los antidepresivos más populares, pero sin sus efectos nocivos colaterales.

El solo acto de pensar en aquello por lo que estás agradecido hace que te enfoques en las cosas positivas de tu vida, lo que es suficiente para producir serotonina y todo lo que la hormona DHEA, que vimos al inicio, desencadena. Inténtalo, aunque te sientas como el coyote en su peor día, porque lo que cuenta es la *búsqueda mental*.

Ser agradecido, como lo dice Korb, es una forma de inteligencia emocional. En un estudio demostró que, de hecho, agradecer afecta la densidad de las neuronas que se encuentran en la corteza prefrontal. Estos cambios de densidad sugieren que, conforme la inteligencia emocional aumenta, las neuronas en esta área se vuelven más eficientes; es decir, al volverte una persona más agradecida, estás más propensa a detectar el lado bueno de la vida.

Asimismo, comprobó que sólo el 10 por ciento de tu felicidad te la brinda el mundo exterior, y que el 90 por ciento restante te lo da tu cerebro, dependiendo de cómo percibe y procesa la felicidad. Por lo anterior confirmo una vez más que el mundo no es físico, es mental.

Todo se relaciona

Por si fuera poco, agradecer mejora tu calidad de sueño. El sueño reduce el dolor. La reducción del dolor repara tu humor. Entonces, a mejor humor, menores niveles de ansiedad, lo que a su vez optimiza tu enfoque y claridad mental. A mayor claridad mental, mayor creatividad, menores niveles de estrés y aumento de tu nivel de satisfacción, lo que te da motivos para sentirte más contento. Esto hace que tengas más razones para agradecer, y hace más probable que te animes a socializar y a hacer ejercicio. Esto, sin duda, te hace más feliz.

Todo es cuestión de echar a andar la espiral ascendente. ¿Cómo? Con el simple acto de agradecer. ¿Cuánto tiempo te toma? Dos segundos.

RECUERDA

- La gratitud es la clave para ser feliz.
- El centro de recompensa en el cerebro puede activarse tanto con emociones positivas como con emociones negativas.
- Cuando agradeces, estimulas la producción de DHEA, dopamina y serotonina.
- El agradecimiento incrementa la inteligencia emocional.
- La felicidad que experimentamos proviene 10 por ciento del exterior y 90 por ciento de la mente.
- La fuerza interior con la que fuiste dotado es un motivo de gratitud permanente.
- La abundancia se encuentra en el espíritu, en la actitud, en la forma de mirar y aceptar la vida.
- La mentalidad de escasez no la creamos nosotros, ya estaba cuando llegamos al mundo y es probable que permanezca más allá de nuestra partida.
- Hazte siempre la pregunta: ¿Qué tengo que agradecer?
- Agradecer nos hace sentir muy bien por que estimula la producción de dopamina y serotonina.

PALABRAS FINALES

Entre más prodicas la gratitud
y más cuentes tus bendiciones,
más feliz serás y más bendiciones recibirás.

Mi agradecimiento a ti, querido lector, querida lectora, por haberte tomado el tiempo de leer estas páginas. Sólo deseo que hayas podido constatar que fueron creadas a través de mucho trabajo, lectura y pasión.

Nada me haría más feliz que saber que todo el tiempo invertido en este libro, ayudó a cambiar algo en tu mente, en tu actitud hacia la vida y en darte cuenta de que en verdad, tú y yo somos cocreadores de nuestra vida, y que rejuvenecer es algo que está en nuestras manos, en nuestro corazón y en nuestra mente.

Un abrazo,

Gaby Vargas

Los 15 secretos para rejuvenecer de Gaby Vargas
se terminó de imprimir en septiembre de 2016
en los talleres de
Litográfica Ingramex, S.A. de C.V.
Centeno 162-1, Col. Granjas Esmeralda, C.P. 09810, Ciudad de México.